Alkohol – kein Problem?

campus concret
Band 17

Klaus Dietze berät Unternehmen zu den Themen Stressmanagement und Suchtprävention sowie psychosoziale Unterstützung von Mitarbeitern.

Manfred Spicker ist Diplom-Psychologe in freier Praxis mit den Schwerpunkten Suchtberatung, Einzel- und Gruppen-Psychotherapie, Training und Supervision. Zuvor arbeitete er als Gruppentherapeut und Teamleiter in einer Fachklinik für Suchterkrankungen.

Klaus Dietze
Manfred Spicker

Alkohol – kein Problem?

Suchtgefahren erkennen
Richtig handeln

Campus Verlag
Frankfurt/New York

Das Werk wurde nach den Regeln der neuen Rechtschreibung verfasst.

Die Deutsche Bibliothek – CIP-Einheitsaufnahme

Dietze, Klaus:
Alkohol – kein Problem? : Suchtgefahren erkennen ; richtig behandeln / Klaus Dietze ; Manfred Spicker. – Frankfurt/Main ; New York : Campus Verlag, 1997
(Campus concret ; Bd. 17)
ISBN 3-593-35810-7

Umschlaggestaltung: Guido Klütsch, Köln
Umschlagmotiv: © Bavaria Bildagentur
Satz: Typo Forum Gröger, Singhofen
Druck und Bindung: F. Pustet, Regensburg
Gedruckt auf säurefreiem und chlorfrei gebleichtem Papier.
Printed in Germany

Inhalt

Einleitung

Während der Arbeit an diesem Buch gingen die beiden Autoren mit ihren Kindern über einen Rummelplatz – Feldforschung sozusagen. An einem T-Shirt-Stand entdeckten die Kinder folgende Aufschrift: »Ich habe versucht, mit dem Saufen aufzuhören – das war die längste Viertelstunde meines Lebens!«

Wenn Sie, liebe Leserin oder lieber Leser, über diesen Spruch schmunzeln können, ohne gleichzeitig ein leichtes Unbehagen zu spüren, sollten Sie dieses Buch eventuell wieder beiseite legen. Vermutlich bereitet Ihnen Alkohol in seinen vielfältigen Erscheinungsformen bisher noch mehr Freuden als Sorgen.

Wenn Sie dennoch weiterlesen (und das tun Sie ja gerade), ist Ihnen wahrscheinlich der Spaß am Alkohol längst vergangen: Entweder sind Sie von eigenen oder von den Alkoholproblemen anderer betroffen.

Falls Sie selbst Alkoholprobleme haben, soll das Buch Sie dabei unterstützen, Ihr eigenes Verhalten zu verstehen und möglicherweise zu ändern. Sind Sie die Bezugsperson eines Problemtrinkers – eines Menschen also, der wegen seines Trinkens Probleme hat –, soll Ihnen das Buch ebenfalls helfen, Ihr eigenes Verhalten zu verstehen und möglicherweise zu ändern.

Als Ehepartner, Freund, Kollege oder Hausarzt ist Ihr Einfluss auf den Problemtrinker leider sehr beschränkt, dennoch sollen Möglichkeiten der Hilfe aufgezeigt werden.

Dieses Buch wird Ihnen:

- eine Einschätzung des Alkoholproblems ermöglichen, das Sie direkt oder indirekt betrifft, und
- Veränderungsmöglichkeiten aufzeigen.

Wir haben uns aus Gründen der Klarheit für eine Beschränkung auf Alkoholprobleme entschieden. Es gibt zwar jede Menge andere Suchtmittel und auch viele Trinker, die zusätzlich von Medikamenten und anderen Drogen abhängig sind, doch ist Alkohol das weitaus gebräuchlichste Suchtmittel in unserer Gesellschaft und – neben Nikotin – auch die gängigste Einstiegsdroge.

Bei der Bezeichnung von Personengruppen haben wir, um der leichteren Lesbarkeit willen, die männliche Form gewählt. Mit Trinkern, Alkoholikern und Therapeuten sind selbstverständlich auch Trinkerinnen, Alkoholikerinnen und Therapeutinnen gemeint.

1.
Zwischen Genuss und Alkoholmissbrauch

In Deutschland gibt es ca. 2 bis 2,5 Millionen Menschen, die so stark vom Alkohol abhängig sind, dass sie dringend einer Behandlung bedürfen. Dazu kommen weitere geschätzte 4 bis 5 Millionen sogenannte Problemtrinker.

Zum Vergleich: Die Zahl der von illegalen Drogen abhängigen Deutschen ist mit ca. 100 000 relativ klein, auch wenn illegale Drogen im Bewusstsein der Öffentlichkeit eine größere Rolle spielen. Die Zahl der Medikamentenabhängigen lässt sich schwer schätzen, liegt aber wohl bei mindestens einer Million.

Alkoholprobleme beginnen als Verhaltensstörung und können als lebensbedrohende Krankheit enden. Sie entstehen und wirken auf drei Ebenen gleichzeitig: auf der seelischen Ebene, im Körper und im gesellschaftlichen Umfeld.

Um ein klares Bild von der Alkoholabhängigkeit und ihrer Entstehung zu bekommen, werden im Folgenden diese drei Ebenen und ihre vielfältigen Wechselwirkungen beschrieben. Zunächst aber werden Sie erfahren, wie Alkohol wirkt und wie sich der problematische Umgang mit dieser Droge, die gleichzeitig ein weitverbreitetes Genussmittel ist, entwickelt.

Alkohol – Freund und Stimmungsmacher

Alkohol ist wahrscheinlich die älteste psychoaktive Droge, die der Mensch kennt. Irgendwann wurde entdeckt, dass beim Gärungsprozess von Früchten der Fruchtzucker zu einer Substanz fermentiert, die nach Genuss ein Wohlgefühl, begleitet von leichtem Schwindel, hervorruft. Im Laufe der Jahrtausende lernten immer mehr Menschen die positiven Wirkungen dieser vergorenen Substanz schätzen und es wurden unterschiedliche Methoden entwickelt, den Wirkstoff Alkohol herzustellen und diesen zu sich zu nehmen.

Die meisten Menschen kennen wahrscheinlich die positiven Wirkungen des Alkoholkonsums: Ein, zwei oder auch drei Gläser Wein oder Bier wirken entspannend, beruhigend, leicht bewusstseinsverändernd und stimmungsverbessernd. Allerdings fallen Tätigkeiten oder Aufgaben, bei denen es auf Konzentrations-, Koordinations- und Reaktionsfähigkeit ankommt, zunehmend schwer. Trinken sie dann »ein paar« zu viel, fällt der Blutdruck deutlich ab, die motorischen Reflexe werden verlangsamt, die Körperwärme und die Atemfrequenz sinken: alles objektive Belege für die dämpfende Wirkung des Alkohols.

Subjektiv empfinden fast alle Konsumenten dies jedoch genau entgegengesetzt (diejenigen, die schon nach kleinen Mengen Alkohol schläfrig werden und zu trinken aufhören, sind nicht zentrales Thema dieses Buches): Sie sind angeregt und fühlen sich stark und tatkräftig. Ursache für diese paradoxe, also nachweisbar zwar beruhigende, scheinbar aber anregende Wirkung ist, dass die Vorgänge und Substanzen im Gehirn, die für Ängste und Hemmungen zuständig sind, durch Alkohol eingedämmt werden. Alkohol enthemmt also, und obwohl seine pharmakologische Wirkung eine beruhigende ist, wird er als stimmungsverbessernd, anregend und befreiend erlebt. Genau dies macht seine Beliebtheit aus und erklärt die Vielzahl seiner »Anwendungsmöglichkeiten«.

Alkohol kann auch, besonders beim Genuss größerer Mengen,

bewusstseins- bzw. persönlichkeitsverändernd und in hohen Dosierungen sogar halluzinogen wirken. Ein Beispiel dafür ist Björn M., der mit 16 Jahren das erste Mal mit Alkohol in Berührung kommt:

Björn M. ist ein sehr guter Schüler und bei seinen Lehrern äußerst beliebt, weil er nicht die üblichen Probleme seiner Altersgenossen zu haben scheint und selten Schwierigkeiten bereitet. Auch seine Eltern stellen ihn gegenüber seinen anderen Geschwistern als Vorbild heraus.

Björn selbst fühlt sich in seiner Haut nicht unwohl, wenngleich er manchmal gerne etwas lockerer und auch beliebter bei seinen Mitschülern wäre. Er hat keine engen Freunde und den Ruf eines Computerfreaks.

Erst mit 16 landet er eher zufällig das erste Mal auf einer »richtigen Party«: Es gibt jede Menge Bier, Wein und Sekt. Björn wird überredet, doch endlich auch einmal mitzusaufen. Er wundert sich, dass der Wein, der ihm angeboten wird, gar nicht so schlecht schmeckt, wie er es von früher in Erinnerung hatte.

Plötzlich und völlig unerwartet setzt – begleitet von einem leichten Schwindelgefühl – die Wirkung des Alkohols ein. Björn ist erschrocken, aber zugleich auch fasziniert, wie stark sich alles in ihm und um ihn herum auf eine eigentümlich unwirkliche Art verändert. Er empfindet die Situation absurd und äußerst komisch, gibt den einen oder anderen coolen Spruch von sich und findet sich, während er das zweite Glas trinkt, im Mittelpunkt einer ganzen Gruppe, die staunend und amüsiert zuhört, wie Björn eine unterhaltsame Geschichte nach der anderen von seinen Streifzügen durchs Internet erzählt. Zu allem Überfluss scheinen sich nun auch zwei Mädchen, die ihn bisher eher für einen Langweiler gehalten haben, für Björn zu interessieren. Als später getanzt wird, hat er zum ersten Mal das Gefühl, locker und entspannt zu wirken. Je mehr er trinkt, desto stärker scheint er mit der Musik zu verschmelzen und körperloses, reines Wohlgefühl zu verspüren. Björn ist im Paradies.

Noch auf dem Heimweg ist er überzeugt, dass dies sein großer Durchbruch war und er nie wieder in seine alte eintönige und eingeengte Gefühlswelt zurückfallen würde. Umso größer ist die Ernüchterung am nächsten Tag. Er erinnert sich zwar an den Partyabend, es gelingt ihm aber nicht, die neu entdeckten Gefühle wieder zu beleben. Er merkt zwar, dass er im Kreise seiner Schulfreunde akzeptierter ist als vorher; aber im Laufe der nächsten Wochen verliert sich auch dies: Er verfällt wieder in seine alte Eigenbrötlerei und Muffigkeit, ihm fallen keine lockeren Sprüche mehr ein. Er gewöhnt sich wieder daran, sich uninteressant, unkreativ und grau zu finden. Nur ab und zu denkt er noch an den Partyabend und die angenehmen Gefühle, die er dort empfand.

Alles unter Kontrolle?

Etwa 90 Prozent der erwachsenen Bevölkerung in Deutschland trinken Alkohol. Das statistische Risiko, tatsächlich Problemtrinker zu werden, ist jedoch viel geringer. Denn nur etwa 10 bis 15 Prozent der Erwachsenen sind Problemtrinker. Da wegen der – im nächsten Kapitel näher beschriebenen – komplex ineinanderwirkenden Ursachenfaktoren niemand ausschließen kann, selbst Problemtrinker zu werden, folgt: *Jeder, der Alkohol trinkt, kann theoretisch Probleme mit Alkohol bekommen.*

Deshalb erscheint es angebracht:

- das eigene Trinkverhalten kritisch zu beobachten,
- insgesamt vorsichtig mit Alkohol umzugehen und
- Alkohol nur in kleinen Mengen zu genießen.

Wie fast alle psychosozialen Probleme fallen auch Alkoholprobleme nicht vom Himmel. In der Regel gibt es eine längere Vorphase, während der verschiedene Warnzeichen die wachsende Gefährdung signalisieren. Ein wesentliches Kennzeichen von Alkoholproblemen ist jedoch, dass die Betroffenen selbst und ihre Umgebung die Warnzeichen meistens erst in einem weit fortgeschrittenen Stadium realisieren. Das liegt an der Präsenz des Alkohols in allen Lebensbereichen und am schleichenden Prozess, in dem sich Trinkprobleme entwickeln. Denn zu Beginn und über weite Strecken der Vorphase unterscheidet sich das Verhalten eines Gefährdeten nicht von dem seiner Umgebung.

»Normales« Trinken

Egal aus welchem Grund Sie Alkohol trinken, und sei es ausschließlich aus Gründen des Geschmacks oder der Konvention: Die Wirkung tritt ein. Schachspieler wissen es und die Forschung hat es bestätigt: Schon geringste Mengen Alkohol im Blut führen zu körperlichen und geistigen Veränderungen, die sich im Gefühlsbereich, im Urteilsvermögen und in der Konzentrationsfähigkeit niederschlagen. Je seltener jemand trinkt, desto geringer das dafür nötige Quantum an Alkohol.

Alkohol dient nicht nur dem Genuss, sondern auch der Beeinflussung von Gefühlen. Auch der edelste Wein wirkt beruhigend und euphorisierend. Dieser psychotrope (auf die Psyche wirkende) Effekt tritt in jedem Fall ein, ob Sie ihn nun gezielt suchen oder nicht. Selbst kleinste Veränderungen der Stimmungslage werden von Ihrem Gehirn registriert, gespeichert und unterhalb der Wahrnehmungsschwelle mit der Situation und der Substanz verknüpft, die diese Gefühle hervorgerufen haben. Nach einem ähnlichen Prinzip funktioniert auch die Werbung für den Milliardenmarkt der alkoholischen Getränke (und Zigaretten): Durch stark suggestive Bilder und Musik werden positive Gefühle erzeugt und mit der jeweiligen Marke in Verbindung gebracht.

Menschen, die zu bestimmten Anlässen und überwiegend aus einer neutralen oder positiven Stimmungslage heraus Alkohol trinken, sind in der Regel nicht alkoholgefährdet. Es sei denn, sie gewöhnen sich an häufige Trinkanlässe und größere Mengen. Der Übergang vom gelegentlichen Alkoholgenuss zum Gewohnheitstrinken wird dabei regelrecht gesellschaftlich gefördert. Alkohol ist einerseits die beliebteste Alltagsdroge, deren Geschmack und Wirkung jeder gern mit Freunden und auf Partys oder zu anderen festlichen Anlässen genießt. Er ist andererseits aber auch das allgemein akzeptierte Beruhigungsmittel, das hin und wieder den Alltagsstress verjagt und den Feierabend einläutet.

Die beiden Aussagen »Das müssen wir begießen« oder »Auf den Schreck muss ich erstmal einen trinken« decken das große Einsatzspektrum des Alkohols ab: Das Fell versaufen, einen Schnaps zur Verdauung, einen Grog zum Aufwärmen, der Aperitif zum Essen, der Absacker oder Gute-Nacht-Trunk, der Piccolo für den Kreislauf, der Einstand, die Feuertaufe, der Sektempfang und viele andere Anlässe und ihre Verankerung in der Umgangssprache legen immer wieder Zeugnis dafür ab, dass es funktioniert: Schöne Situationen werden noch schöner und unangenehme Situationen erträglicher durch Alkohol.

Was nun folgt, ist keine Überraschung: Das Lernen durch »positive Verstärkung« gehört zum Normverhalten von Tieren und Menschen und ist kein Zeichen für sich krankhaft entwickelnde Verhaltensmuster. Wenn Alkohol und seine stimmungsaufhellende und enthemmende Wirkung als positiv erfahren wurden, ist dies tief im Unbewussten gespeichert. Dem Wunsch nach Wiederholung der Trinkerfahrung steht keine hinreichend »negative Verstärkung« gegenüber. Außerdem befindet man sich in guter Gesellschaft: Regelmäßig werden im Kegelverein und im Yachtclub, in der Gewerkschaft und im Unternehmerverband, bei Geburten, Geburtstagen, Hochzeiten und Beerdigungen, in den verschiedensten Institutionen und zu allen möglichen Anlässen viele Gläser des Nervengifts Alkohol in verträglichen Konzentrationen geleert.

Ab und zu kann es beim Normaltrinker auch zum Rausch kommen: Er »schlägt zu« oder »zaubert« und ist am nächsten Tag entsprechend zerschlagen und entzaubert. Durch hohe Alkoholmengen hervorgerufene Gedächtnislücken, sogenannte Aussetzer, Black-outs oder Filmrisse, sind allerdings Zeichen dafür, dass bereits leichte Schädigungen des Gehirns eingetreten sind. Sterben Gehirnzellen aufgrund zu hoher Alkoholkonzentration ab, wachsen sie nicht nach wie Fingernägel. Ihre Aufgaben können lediglich bis zu einem gewissen Grad von anderen Gehirnzellen übernommen werden. Allerdings sind die Schäden in der Regel so leicht, dass sie nicht wahrgenommen werden, und auch die Erinnerung an den Kater – eine leichte Form von Entzugserscheinung – verblasst schnell. Was bleibt und langfristig wirkt, ist die positive Erfahrung, dass Alkohol zuverlässig die Stimmung verbessert.

Solange ein leichter Rausch ein- bis zweimal im Jahr bei Ihnen vorkommt, entspricht dies der – von Männern geprägten – europäischen Trinknorm. Diese Norm ist jedoch nicht risikolos. Riskant ist hierbei nicht nur die Trinkepisode selbst mit ihren physiologischen Schädigungen, möglichen Unfallgefahren und sozialen Konflikten; besonders auch die psychischen Folgen bergen – im Hinblick auf eine mögliche Abhängigkeitsentwicklung – ein Risiko: Der Trinker hat sich wahrscheinlich nicht das Betrinken zum Ziel gesetzt, sondern mäßiges Trinken angestrebt. Er »erlernt« nun, dass das Durchbrechen guter Vorsätze in Bezug auf sein Trinkverhalten keine besonderen negativen Konsequenzen hat.

Übergang zum Gewohnheitstrinker

Riskant ist es auch, wenn sich unbewusst folgendes Muster verfestigt: Jedesmal, wenn unangenehme Gefühle entstehen, dämpft man sie mit Alkohol und wandelt sie in angenehmere Gefühle um.

Die Möglichkeit, sich mit den Ursachen der Verstimmungen auseinanderzusetzen und sie zu bewältigen, entfällt.

Zusätzlich gewöhnt sich der Stoffwechsel an regelmäßiges Trinken. Die Alkoholtoleranz steigt schleichend und führt zur Dosissteigerung. Besonders Männer erleben dies nicht als Warnsignal, sondern eher als Bestätigung ihrer Männlichkeit. Jemand, der »einen Stiefel verträgt«, wird für seine Standfestigkeit bewundert und nicht wegen seiner überhöhten Getränkerechnung und Stoffwechselüberlastung bedauert. Gesteuert vom Unbewussten und weitgehend unbemerkt kann eine gefährliche Dynamik entstehen: Wer mehr verträgt, trinkt immer größere Mengen und gewöhnt sich daran.

Ein großer Teil der Männer und zunehmend viele Frauen trinken täglich Alkohol: Ob es das Glas Bier oder Wein zum Essen ist oder die zwei, drei Gläser am Abend vor dem Fernseher oder in der Kneipe, kein Tag vergeht ohne Konsum eines alkoholischen Getränks. Wenn man jedoch dieses Trinkverhalten automatisch als Problemtrinken deklariert, schießt man wahrscheinlich über das Ziel hinaus (es sei denn, man ist tatsächlich der Meinung, dass mindestens die Hälfte der Bevölkerung Problemtrinker sind). Das tägliche Trinken von Alkohol ist zweifellos riskant und keineswegs unproblematisch. Um jedoch von starker Alkoholgefährdung oder Problemtrinken sprechen zu können, muss ein entscheidender Faktor hinzukommen: *Das Fehlen von Alkohol zu bestimmten Anlässen führt zu Verstimmungen oder das Ausschlagen einer Trinkgelegenheit fällt – trotz festem Vorsatz – schwer.* Ähnliches kennen Raucher, die reduzieren oder aufhören wollen.

Wenn Alkohol zum Problem wird

Problemtrinker werden von Medizinern in die Kategorien »Konflikt-Trinker« (Alpha-Trinker) und »Gelegenheits-Trinker« (Beta-Trinker) eingeordnet:

- Der Alpha-Trinker ist dadurch gekennzeichnet, dass er gezielt Alkohol zur vermeintlichen Lösung seiner psychosozialen Probleme und Konflikte einsetzt und sich dadurch an ihn gewöhnt.
- Beim Beta-Trinker geht man davon aus, dass er keine besonderen psychosozialen Probleme oder Konflikte hat, aber durch eine Vielzahl von Gelegenheiten mit Alkohol konfrontiert wird, sich an ihn gewöhnt und in der Folge Alkoholprobleme entstehen.

Oft sind beide Formen schwer zu unterscheiden: Konflikttrinker können Alkohol in Geselligkeit und bei bester Laune missbrauchen und auch der fröhlichste Gelegenheitstrinker hat irgendwann Tiefs und trinkt zu viel. Was beide Trinkertypen miteinander verbindet, ist die Tatsache, dass sie sich an den Alkohol und seinen Missbrauch gewöhnen.

Zunehmende Gewöhnung an Alkohol

Menschen, die an Alkoholproblemen leiden, sind die letzten, die sich als Problemtrinker bezeichnen würden: »Mittags ein Bier zum Essen muss sein. Und das Abendessen schmeckt auch nicht richtig ohne ein Viertele oder ein Halbes. Das soll ja auch gesund sein und für eine höhere Lebenserwartung sorgen. Hinterher ein Bitter oder ein Cognac, der tut dem Magen immer gut nach einem opulenten Essen. Im Verlauf des Abends zwei, drei Drinks zur Geselligkeit und zum Einschlafen noch einen Absacker.«

Betrunken sind solche Trinker in ihrem Selbstbild so gut wie nie, bis auf »den einen oder anderen Ausrutscher mit Freunden«. Sie würden auch abstreiten, dass sie ein gewisses Quantum konsumieren müssen, um ausgeglichen zu sein. Tatsächlich vergeht aber kein Tag, an dem sie nicht Alkohol in irgendeiner Form zu sich nehmen. Und am Wochenende kann es auch mal etwas mehr sein.

Glücklich schätzen sollten Sie sich, wenn Ihnen irgendwann auffällt, wie sich bestimmte Trinkrituale und -mengen in Ihr Leben eingeschlichen haben, oder das Fehlen der üblichen Ration als Mangel erlebt und dadurch Verstimmung ausgelöst wird. So sollten alle Warnlampen bei denen aufleuchten, die automatisch eine zweite Flasche Wein öffnen, nur weil sie mit einem spontan vorbeigekommenen Gast die abendliche Flasche Wein teilen müssen. Bedenklich ist auch, wenn beim Blick in den Kühlschrank Ärger aufkommt, nur weil an der abendlichen Ration von drei Flaschen Bier eine Flasche fehlt.

Verharmlosung und Verheimlichung

Nicht nur fortgeschrittene Problemtrinker neigen dazu, ihren Alkoholkonsum zu verheimlichen und zu verharmlosen. Dieses Verhalten beginnt meist schon früher.

Paul S. trifft sich seit vielen Jahren jeden Sonntagvormittag mit einer Gruppe von Freunden zum Fußballspielen und anschließenden Frühschoppen. Nachdem er einmal angetrunken zu spät nach Hause gekommen war und nicht nur das Mittagessen verpasst, sondern auch den Familienspaziergang verschlafen hatte, gab es Streit mit seiner Frau. Seit diesem Tag verlässt Paul den Frühschoppen immer pünktlich um 12 Uhr. Zu Hause erzählt er seiner Frau, er habe nur ein oder zwei Bier getrunken, obwohl es manchmal zehn und mehr waren.

Eines Tages muss Paul beruflich mit einem Kollegen nach München reisen. Man einigt sich darauf, die Frauen mitzunehmen und einen Urlaubstag zum Shopping anzuhängen. Beim Bummeln beschließen Männer und Frauen, getrennte Wege zu gehen und sich um ein Uhr in einem Biergarten zu treffen. Die Männer zieht es schon um elf in das Lokal. Das Weißbier schmeckt, schließlich hat man ja Urlaub und zwei Stunden Zeit, bis die Frauen kommen. So werden aus zwei halben Litern schnell acht. Als Paul kurz vor eins den Kellner um eine Zwischenrechnung bittet, wundert sich der Kollege. Paul spricht von den »Empfindlichkeiten« seiner Frau und sein Kollege macht sich über ihn lustig. Obwohl er glücklicherweise vermeidet, das Thema im Beisein der Frauen anzusprechen, ist Pauls gute Laune verflogen. Er nimmt sich vor, mit seiner Frau irgendwann über das Thema Bier zu sprechen, um sie von der Normalität seines Verhaltens zu überzeugen, verdrängt diesen Gedanken aber wieder im Laufe der Zeit.

Es gibt erstaunlich viele Varianten des heimlichen Trinkens oder der Verharmlosung der konsumierten Alkoholmengen in dieser Phase des Problemtrinkens. Entscheidend ist jedoch immer die Frage: Wie kommt es, dass Sie meinen, Ihr Trinken verheimlichen oder verharmlosen zu müssen?

Fortgeschrittenes Problemtrinken

Immer häufiger missbraucht nun der Trinker die Droge Alkohol und hat durch Alkohol verursachte Probleme. Immer öfter misslingt es ihm, nach außen das Bild des gepflegten Weinliebhabers oder des fröhlichen, aber kontrollierten Zechers aufrechtzuerhalten. Immer häufiger kommt es zu Auffälligkeiten und Problemen; in diese Phase fällt oft auch der erste Führerscheinverlust. Aggressive Ausbrüche, verantwortungsloses Verhalten, Beziehungskonflikte, Geldprobleme oder kleine und große Unzuverlässigkeiten verursachen nun Schuldgefühle. Diese werden bewusst oder unbewusst kompensiert durch Phasen des »Überangepasstseins«, besonderer Leistungen, sprühenden Charmes und anderer sozial akzeptierter und beziehungsfördernder Verhaltensweisen. Sie dienen dazu, sich selbst und die Mitmenschen zu beruhigen: »Seht her – so ein wertvoller Mensch bin ich. Da kann man mir doch keinen Strick draus drehen, dass ich hin und wieder einen Ausrutscher habe!«

Der fortgeschrittene Problemtrinker spürt, dass einiges mit seinem Trinkverhalten nicht stimmt, scheut aber Gespräche darüber wie der Teufel das Weihwasser. Anstatt sich mit Alkohol und den daraus resultierenden Problemen auseinanderzusetzen, weicht er auf Nebenschauplätze aus. Versucht jemand dennoch, das Thema anzuschneiden, sind immer die Umstände oder die anderen schuld.

Herbert B. ist Handelsvertreter für ein erfolgreiches Unternehmen. Wenn ihm danach ist und er einen entsprechenden Partner gefunden hat, kann das Mittagessen schon mal der Startschuss für einen ausgiebigen Umtrunk sein, der manchmal erst am nächsten Tag zu Ende ist.

Früher hatte er fast in jeder größeren Stadt einen Zechkumpanen – oft einer seiner Kunden –, der seinen turnusmäßigen Besuch freudig erwartete. Leider gab es zunehmend Ärger, weil die Sauftouren ausarteten und Herbert zu aggressiven und unvernünftigen Handlungen neigte. Verpatzte Termine, nicht eingehaltene Zusagen und andere Unzuverlässigkeiten taten ein Übriges: Mehr und mehr Kunden gingen auf Distanz, die Umsätze ließen nach.

Heute trinkt Herbert meist mit Fremden. Das Unternehmen hat ihm die alleinige Vertretung entzogen und einer seiner ehemaligen Mitarbeiter tritt nun als Konkurrent auf. Herbert schiebt die zurückgehenden Umsätze auf diese »Verschwörung« gegen ihn – und natürlich auf die schwache Konjunktur. Hin und wieder legt er Trinkpausen ein, gewinnt neue Kunden, macht phänomenale Abschlüsse und lässt die Branche aufhorchen. Danach stürzt er allerdings immer wieder ab, mit zunehmend negativen Folgen. Wenn er nicht seine treue Sekretärin hätte, die immer wieder Ausreden für ihn erfindet, wäre er seine Vertretung schon längst losgeworden.

Es gibt Menschen, die sich jahrzehntelang in diesem Bereich des Problemtrinkens bewegen. Sie schaffen es immer wieder, ihr

Suchtproblem so weit auszugleichen, dass sie von ihrem Umfeld – dem Co-System – ausreichend gestützt und nicht fallengelassen werden.

Co-Verhalten

Familienangehörige, enge Freunde, Kollegen und Vorgesetzte, Hausärzte, Sozialarbeiter, Schuldenberater und andere wichtige Bezugspersonen des Problemtrinkers zeigen häufig ein Co-Verhalten. Das heißt, sie versuchen, die negativen Folgen seines Trinkens auszugleichen, in der Hoffnung, dass er sich irgendwann wieder bessert. Sie tun dies in guter Absicht und manche auch aus ernst gemeintem sozialen Engagement. Tragischerweise verhindern sie dadurch, dass der Problemtrinker die tatsächliche Tragweite seiner Probleme erkennen kann. In vielen Fällen lügen und bagatellisieren Co-Abhängige für ihn, decken ihn und gewöhnen sich daran, auch seine aggressivsten und destruktivsten Verhaltensweisen hinzunehmen und auszugleichen. Co-Verhalten verläuft parallel zur Abhängigkeitsentstehung und entwickelt sich wie das Trinken selbst von leichten Verhaltensstörungen zu krankheitsähnlichen Formen, die ebenfalls behandlungsbedürftig sein können. Mehr zum Thema Co-Verhalten in Kapitel 9.

In den meisten Fällen entwickelt sich aber nun eine deutliche Abhängigkeit, die nicht nur seelischer, sondern zunehmend auch körperlicher Art ist und zu schwerwiegenden Schäden an der Gesundheit und im sozialen Umfeld des Betroffenen führt, wenn sie nicht durch eine Behandlung zum Stillstand gebracht oder gebessert wird.

Zusammenfassung

Die Wirkung von Alkohol

Alkohol ist ein Nervengift, das in bekömmlichen Dosierungen beruhigend bis einschläfernd wirkt. Da Alkohol die Funktionen des Gehirns dämpft, die für Hemmungen und Ängste zuständig sind, wird er subjektiv als anregend und stimmungsverbessernd erlebt.

»Normales« Trinken

Etwa 90 Prozent der Bevölkerung trinken Alkohol. Die Übergänge zwischen »normalem« Trinken und Problemtrinken sind fließend. Deshalb sollte jeder »Normaltrinker« sein Trinkverhalten kritisch beobachten und mit Alkohol vorsichtig und in kleinen Mengen umgehen. Vorsicht und Mäßigung im Umgang mit Alkohol sind jedoch im deutschsprachigen Raum keineswegs die Regel, eher der Kater am Morgen. Umso wichtiger ist es, Warnlampen für Alkoholgefährdung so früh wie möglich wahrzunehmen.

Gewohnheitstrinken

Regelmäßiges Trinken führt zur Gewöhnung an Alkohol, zur Mengensteigerung und somit zur zunehmenden Gefährdung. Zwar sind das tägliche Glas Wein zum Essen und zwei, drei Gläser Bier am Abend so weit verbreitet, dass man nicht allen, die in dieser Form trinken, Alkoholprobleme unterstellen kann. Doch Vorsicht: Gewohnheitstrinken wird spätestens dann problematisch, wenn Sie nicht mehr jederzeit auf Alkohol verzichten können, ohne ihn zu vermissen. Eine weitere wichtige Warnlampe ist die Menge: Wer viel Alkohol verträgt, ist besonders gefährdet, Problemtrinker zu werden.

Problemtrinken

Bei Problemtrinkern haben sich bestimmte Trinkrituale und -mengen ins Leben eingeschlichen. Das Fehlen der üblichen Ration wird als Mangel erlebt und löst Verstimmungen aus. Mediziner unterteilen Problemtrinker in:

- »Konflikt-Trinker« (Alpha-Trinker), die Alkohol zur vermeintlichen Lösung ihrer Probleme und Konflikte missbrauchen, und
- »Gelegenheits-Trinker« (Beta-Trinker), die ursprünglich keine besonderen Probleme oder Konflikte haben, aber aus sozialen und anderen Gründen häufig Alkohol trinken.

Problemtrinker entwickeln zunehmend psychosoziale Probleme, die sie selbst zwar verdrängen, die aber zu immer stärkeren Konflikten mit ihrem Umfeld führen. In diese Phase fällt auch die beginnende Verheimlichung des Trinkens und die Verharmlosung von Trinkmengen und Trinkfolgen.

Fortgeschrittenes Problemtrinken

Dem fortgeschrittenen Problemtrinker fällt es immer schwerer, seinen Alkoholmissbrauch zu verbergen. Geldsorgen oder Unzuverlässigkeiten treten gehäuft auf und der erste Führerscheinverlust fällt häufig in diese Phase. Er muss immer mehr Energie darauf verwenden, seinen Konsum zu beschönigen und die Folgen seines Trinkens auszugleichen. Die Bezugspersonen teilen sich nun in zwei Gruppen:

- Der eine Teil der Freunde, Angehörigen und Kollegen zieht sich immer mehr vom Betroffenen zurück.
- Der andere Teil entwickelt zunehmend Co-Verhalten. Das heißt, die Personen im Umfeld verstricken sich immer stärker in die Probleme des Trinkers und wollen ihn vor den negativen Folgen seines Alkoholmissbrauchs bewahren.

2.
Die verschiedenen Formen der Abhängigkeit

Der Übergang vom Problemtrinken zur Alkoholabhängigkeit verläuft genauso schleichend wie der Übergang vom Normaltrinken zum Problemtrinken. Es gibt keinen Test, mit dem sich der Eintritt der Alkoholabhängigkeit eindeutig nachweisen lässt. Medizinische Verfahren können zwar Funktionsstörungen zeigen, die auf Alkoholmissbrauch hinweisen, sie können aber keinesfalls als Belege für Alkoholabhängigkeit dienen. Dafür ist die Angelegenheit zu vielschichtig. Auch psychologische Tests und Fragebögen haben begrenzte Aussagekraft, denn eines der wichtigsten Krankheitsmerkmale von Alkoholismus ist die fehlende Krankheitseinsicht. Anders ausgedrückt: Die Testperson lügt und verfälscht dadurch die Testergebnisse.

Dieses wissenschaftliche Dilemma ist auch ein praktisches. Weil es keinen eindeutigen Beweis für den Eintritt der Abhängigkeit gibt, können Trinker, die nach eindeutiger Meinung aller Experten bereits massiv alkoholabhängig sind, sich selbst und anderen noch jahrelang vormachen, dass es nicht so schlecht um sie stehe und sie keinesfalls behandlungsbedürftig seien.

Erschwerend kommt hinzu, dass das gängige Krankheitskonzept des Alkoholismus als eindeutige, unheilbare und fortschreitende Krankheit – jahrzehntelang Grundlage der Alkoholismus-Behandlung – in therapeutischen Fachkreisen mehr und mehr in Frage gestellt wird. Die Folge hiervon ist absehbar: In Zukunft werden die Trinker selbst noch stärker als bisher für die Einschätzung des eigenen Alkoholproblems verantwortlich sein.

Leider sind die Voraussetzungen für diese Einschätzung besonders in der frühen Phase der Abhängigkeit ziemlich ungünstig. Denn kritisch betrachtet (und welcher Trinker steht der Problematisierung seines Trinkverhaltens nicht kritisch gegenüber) lässt sich Alkoholabhängigkeit nur in folgenden Fällen eindeutig feststellen:

- Der seelische, soziale und/oder körperliche Allgemeinzustand ist bereits so schlecht, dass keine Zweifel mehr an einer Alkoholabhängigkeit bestehen können, oder
- die betroffene Person stellt für sich selbst die Diagnose, alkoholabhängig zu sein.

Für eine qualifizierte Selbstdiagnose brauchen Menschen mit Alkoholproblemen Informationen und Kriterien. Deshalb werden wir Sie in diesem Kapitel über die verschiedenen Formen der Alkoholabhängigkeit informieren, in Kapitel 3 über den Stand der Ursachenforschung berichten und Ihnen in Kapitel 4 einen Test zur Verfügung stellen, mit dem Sie den Grad Ihres Alkoholproblems selbst erkennen können.

Das Krankheitskonzept und die verschiedenen Trinkertypen

Der amerikanische Forscher E.M. Jellinek hat in den vierziger Jahren wesentliche Kriterien für die Einstufung der Alkoholabhängigkeit als Krankheit geliefert. Diesen und anderen Forschungen folgend definierte die Weltgesundheitsorganisation den Krankheitsbegriff des Alkoholismus im Jahre 1954. Die deutsche Sozialgesetzgebung schloss sich dieser Sichtweise 1968 in einem höchstrichterlichen Urteil an.

Grafik 1:
Die verschiedenen Trinkertypen

Problemtrinker, aber nicht krank im Sinne der Sozialgesetzgebung		
Typisierung	**Art der Abhängigkeit**	**Kontrollverlust**
Alpha = Konflikt-trinker	Undiszipliniertes Trinken, Konflikte werden nicht gelöst, sondern nur in Alkohol aufgelöst. Seelische Abhängigkeit.	Seltener Kontrollverlust
Beta = Gelegen-heitstrinker	Das Trinkverhalten wird vom sozialen Umfeld bestimmt und bei jeder sich bietenden Gelegenheit wahrgenommen. Keine Abhängigkeit.	Seltener Kontrollverlust
Alkoholkranke im Sinne der Sozialgesetzgebung		
Typisierung	**Art der Abhängigkeit**	**Kontrollverlust**
Gamma = Süchtige Alkoholiker	Das Trinken entwickelt sich zu einer seelischen und oft auch körperlichen Abhängigkeit.	Sehr häufiger Kontrollverlust, dennoch die Fähigkeit, zeitweise alkoholfrei zu leben.
Delta = Spiegel-Alkoholiker	Die körperliche Abhängigkeit verlangt nach einem ständigen Alkoholspiegel im Blut, der gewohnheitsmäßig sichergestellt wird.	Kein Kontrollverlust, aber die Unfähigkeit, alkoholfrei zu leben.
Epsilon = Quartals-Alkoholiker	Das Trinken erfolgt episodisch und ist dann hemmungslos. Es besteht eine seelische Abhängigkeit.	Völliger Kontrollverlust in Trinkphasen. Dazwischen die Fähigkeit, alkoholfrei zu leben.

Aufgrund seiner Forschungsergebnisse teilte Jellinek die Betroffenen in fünf verschiedene Trinkertypen ein, die er jeweils mit Buchstaben des griechischen Alphabets bezeichnete (siehe Grafik 1). Die Alpha- und Beta-Trinker haben wir bereits im vorigen Kapitel unter der Überschrift »Problemtrinker« vorgestellt. Als Delta-, Gamma- und Epsilon-Trinken bezeichnet Jellinek die verschiedenen Formen von Alkoholismus, die wir in diesem Kapitel näher beschreiben wollen.

Wie damals geht man auch heute beim Krankheitskonzept davon aus, dass Alkoholabhängigkeit eine fortschreitende Erkrankung ist, die von einer Vorphase – in der sich die Alpha- und Beta-Trinker befinden – in die akute und später in die chronische Phase des Delta-, Gamma- oder Epsilon-Alkoholismus übergeht. Aus traditioneller Sicht lässt sich die Krankheit, ist sie einmal ausgebrochen, nur durch absolute Abstinenz zum Stillstand bringen: Wer einmal Alkoholiker war, bleibt sein Leben lang Alkoholiker. Auch die geringste Menge Alkohol, die ein Alkoholiker zu sich nimmt, ist als Rückfall zu werten, weil sie unweigerlich früher oder später wieder zu dem krankhaften Trinken führt, das vor der Abstinenzphase vorherrschte.

Die Typisierung von Alkoholikern ist ein Versuch, komplexe Zusammenhänge menschlichen Lebens und Erlebens in Kategorien einzuordnen. Sie dient der Übersicht, wird aber selten dem Einzelfall hundertprozentig gerecht.

So kann es sich bei einem vermeintlichen Quartalstrinker um jemanden handeln, dem am Anfang der Abhängigkeit relativ lange Abstinenzphasen möglich sind. Später werden die abstinenten Phasen immer kürzer und es entwickelt sich ein durchschnittlicher Gamma-Krankheitsverlauf mit häufigeren Kontrollverlusten. Am Ende ist dann manchmal Abstinenz gar nicht mehr möglich, wie beim Spiegeltrinker.

Nur der ausgeprägte Spiegeltrinker lässt sich über einen relativ langen Zeitraum recht klar abgrenzen, benutzt er doch den Alkohol genau dosiert. Die Auffälligkeiten am Anfang und am Ende der Krankheitsentwicklung ähneln jedoch denen anderer Trinker.

Gamma-Trinker – zunehmender Kontrollverlust

Der am häufigsten anzutreffende Alkoholikertyp ist der des Gamma-Trinkers. Sein Krankheitsbild ist von stetig oder in Schüben zunehmendem Kontrollverlust geprägt. Um diese Form des Kontrollverlustes besser verstehen zu können, ist es sinnvoll, sich ein Relais vorzustellen, das technische Vorgänge regelt. Erhitzt sich beispielsweise eine Maschine mehr als im gewünschten Maße, wird der Kraftzufluss durch ein elektromechanisches Relais unterbrochen. Ist das Relais falsch dimensioniert oder fehlerhaft, kann es die ihm zugedachte Aufgabe nicht mehr erfüllen.

Dieses einfache mechanistische Prinzip können wir auf die äußerst komplexen Vorgänge im Gehirn übertragen, die sämtliche körperlichen, seelischen und sozialen Funktionen und Wechselwirkungen in Verbindung mit Alkohol steuern: Bei süchtigen Trinkern funktioniert das »Sauf-Relais« nicht mehr. Während sie früher noch für Warnsignale empfänglich waren, die ihnen meldeten, dass es einfach nicht mehr schmeckte oder sie schlicht genug hatten, schwindet die Wahrnehmung für kontrolliertes Trinken immer mehr. Das Relais funktioniert nicht mehr.

Die folgende Fallgeschichte ist die eines zunehmenden Kontrollverlustes.

Am Anfang trinkt Kurt meistens nur kleine Mengen Alkohol. Wird die Menge einmal etwas größer, funktioniert das Relais sehr früh und zuverlässig: Es schmeckt nicht mehr.

Nach ein paar Jahren wird Kurts Trinken jedoch regelmäßiger und manchmal hat er aus unterschiedlichen Gründen den Drang, mehr zu trinken. Er verträgt inzwischen größere Mengen Alkohol, bevor er Unwohlsein verspürt, und das Sauf-Relais schaltet sich sehr spät oder gar nicht ein. Bei etwa 100 Trinkanlässen kommt es ein- oder zweimal zum »Besäufnis«, also zum Vollrausch.

Kurt gewöhnt sich das Trinken mehr und mehr an. Anfangs stellt sich in seinem Stoffwechselsystem eine Art Trainingseffekt ein. Auf Dauer nehmen allerdings sein Körper, seine Psyche und sein soziales Umfeld Schaden und sein Relais wird durch die Dauerbelastung immer schwächer. Nach einigen weiteren Jahren wird es kritisch: Das Relais ist stark angeschlagen, in 10 bis 20 % aller Fälle misslingt es ihm, Kontrolle zu wahren. Das Trinken endet im Vollrausch.

Nun kommt es immer häufiger zu Trinkexzessen. Kurt kann sich auf seinen inneren Kontrollmechanismus kaum noch verlassen: Er versagt häufiger, als dass er funktioniert. Tragischerweise entwickelt sich bei Kurt gleichzeitig ein immer getrübteres Bild von der Realität: Die wenigen Male, bei denen das Sauf-Relais noch halbwegs funktioniert, bestärken ihn im Glauben, er hätte noch Kontrolle über sein Trinken (ähnlich wie viele Glücksspieler meinen zu gewinnen, auch wenn sie objektiv in der Mehrzahl der Fälle verlieren).

Eine weitere Möglichkeit für Kurt, sich selbst zu betrügen, liegt in seiner Fähigkeit zur phasenweisen Abstinenz. Er kann manchmal für Tage, Wochen oder sogar noch längere Zeiträume völlig auf Alkohol verzichten und interpretiert dies als Beweis, dass er nicht abhängig ist. Tatsächlich hat sich sein Problem nicht verändert. Früher oder später trinkt er wieder (manchmal besonders viel, um sich für die abstinente Zeit zu belohnen), und bald darauf erlebt er den nächsten Kontrollverlust. Manchmal betrinkt er sich sogar mehrere Tage hintereinander, bis er durch äußere Einflüsse gezwungen wird aufzuhören: weil das Geld alle ist, die Kneipe schließt oder ihn jemand nach Hause schleppt.

Als er einmal auf der Straße einschläft und anschließend in der Intensivstation eines Krankenhauses aufwacht, entschließt sich Kurt – aufgeschreckt durch den Vorfall und auf Anraten des behandelnden Arztes –, eine Therapie anzutreten. In der Klinik wird Kurt klar, dass er alkoholabhängig ist. Er entwickelt für sich das Bild vom Sauf-Relais, das wir für dieses Buch übernommen haben. Außerdem schließt er sich den Anonymen Alkoholikern an. Er ist nun seit mehreren Jahren abstinent.

Einige Gamma-Alkoholiker sind erstaunliche Stehaufmännchen. Wenn sie völlig in eine Sackgasse geraten sind, Scheidung und Entlassung drohen oder bereits stattgefunden haben, hören sie plötzlich auf zu trinken. Dann bauen sie sich manchmal in phänomenal kurzer Zeit eine neue Existenz auf und sind damit so beschäftigt, dass sie an das Trinken keinen Gedanken verschwenden. Vor dem Hintergrund des Krankheitskonzepts kann man jedoch davon ausgehen, dass sie früher oder später wieder mit dem Trinken anfangen werden.

Die Gefahr, in ihr süchtiges Verhalten zurückzufallen, ist für diejenigen besonders groß, die sich weder in Selbsthilfegruppen noch in einer Therapie aktiv mit ihrer Abhängigkeit auseinandersetzen. Sie befinden sich weiterhin mitten im Krankheitsverlauf, zu dem auch längere Abstinenzphasen gehören können. Die Anonymen Alkoholiker würden in diesem Fall von Trinkpausen reden und nicht von Abstinenz oder Nüchternheit, die von ihnen als eine geistige Grundhaltung verstanden wird.

Wie schwer es sein kann, dauerhaft eine solche klare und nüchterne Haltung einzunehmen, zeigt das folgende Beispiel:

Bernd S. will eigentlich Regisseur werden. Nach seinem Studium der Theaterwissenschaft versucht er mit allen Mitteln, bei einer bekannten Bühne oder beim Film unterzukommen, doch die große Chance bleibt aus. Nach mehreren Jahren zwischen Hoffnungen und Enttäuschungen nimmt er mangels konkreter Perspektiven einen Feuilleton-Job bei einer Zeitung an.

Bei den abendlichen Treffen mit Kunstschaffenden, Prominenten und Honoratioren der Stadt gewöhnt sich Bernd regelmäßiges Trinken an. Er entwickelt sich zum Weinkenner, ein Alkoholproblem würde er zu diesem Zeitpunkt aber weit von sich weisen.

Ein Bekannter zieht Bernd in ein Anlageprojekt hinein, das riesige Gewinne verspricht, schließlich aber als katastrophaler finanzieller Misserfolg endet. Plötzlich sitzt er auf einem riesigen Schuldenberg. So bleibt ihm keine andere Wahl, als das schon lange existierende Angebot zum Nebenverdienst bei einer Werbeagentur anzunehmen, bei der er während des Studiums gejobbt hat.

Schnell bildet er ein Gespann mit einem ebenso erfahrenen wie trinkfesten Kollegen, der Bernds natürliche Begabung nutzt und fördert. Eine ihrer ersten gemeinsamen Kampagnen wird ein branchenweit beachteter Erfolg. Bernd kündigt seinen Job bei der Zeitung und steigt zu einem weit höheren Gehalt bei der Werbeagentur ein.

Nun spielt sich sein Leben zwischen zwei Extremen ab: Hochgefühle, wenn er wieder einen Millionen-Etat gewonnen oder eine erfolgreiche Kampagne lanciert hat und entsprechend aufwendig gefeiert wird. Ohnmachtsgefühle, wenn er nächtelang durcharbeitet, ihm aber keine zündende Idee kommen will. Alkohol ist fast immer im Spiel, manchmal auch Tabletten und andere Drogen. Nach einiger Zeit fällt Bernd nichts mehr ein, wenn er nüchtern ist. Eine Sekretärin regelt sein Privatleben und schirmt ihn von allen Alltagsproblemen ab. Über zehn Jahre hält Bernd dieses Leben durch, obwohl sein seelischer und auch sein körperlicher Zustand immer schlechter werden. Eines Morgens findet ihn seine Haushaltshilfe ohnmächtig und unterkühlt in der Badewanne, in die seit Stunden nur noch kaltes Wasser nachgeflossen ist.

Bernd landet durch Vermittlung seines Chefs in einer Privatklinik. Nach dem durch Medikamente abgedämpften körperlichen Entzug erholt er sich relativ schnell. Sein Selbstbewusstsein wird dadurch gestärkt, dass er mit einem anderen Patienten, der eine einflussreiche Stellung in einem internationalen Großkonzern hat, Werbestrategien diskutiert und Aufträge in Aussicht gestellt bekommt.

Mit dieser neuen Geschäftsbeziehung in der Tasche überspielt Bernd seine Unsicherheit bei der Rückkehr und überrascht seinen Chef durch sein selbstbewusstes Auftreten. Als sich der scheinbar hochkarätige Kontakt jedoch als Seifenblase entpuppt, fällt er in ein tiefes Loch. Beim Konzept für eine Routinekampagne sitzt er nächtelang an seinem Schreibtisch, ohne dass ihm auch nur eine brauchbare Idee kommt. In der dritten Nacht hält Bernd es nicht mehr aus. Morgens um vier geht er in eine nahe gelegene Bar und lässt sich vollaufen. Danach fährt er ins Büro, legt sich volltrunken mit seinem Chef an und findet, als er am nächsten Tag nach einer weiteren durchzechten Nacht aufwacht, seinen Aufhebungsvertrag im Faxgerät.

Bernd pendelt schon seit einigen Jahren zwischen monatelanger Abstinenz und schweren Trinkexzessen hin und her. Er besucht in seinen abstinenten Phasen die Treffen der Anonymen Alkoholiker, fühlt sich dort aber intellektuell und sozial fehl am Platz. Psychotherapie lehnt er ab, weil er meint, dass Therapeuten ihre Klienten benutzen, um ihre eigenen seelischen Probleme nicht lösen zu müssen. Seinen Lebensunterhalt bestreitet er aus den Mieteinnahmen eines inzwischen geerbten Hauses. Ansonsten zapft er alte Beziehungen an, schreibt den einen oder anderen Artikel als freier Journalist und versucht sich als Schriftsteller. In die Werbung zurückkehren möchte Bernd nicht. Immer wieder beginnt er zu trinken, wenn ihm nüchtern, vor einem leeren Blatt Papier sitzend, nichts »Vernünftiges« einfällt.

Es muss sehr wirkungsvolle psychische Mechanismen geben, die den Alkoholabhängigen die vielfältigen negativen Erfahrungen und den immer schlechter werdenden Allgemeinzustand ausblenden lassen und seinen Willen zur Abstinenz auf Dauer immer wieder unterhöhlen: Alkoholiker haben gelernt, ihre schwankenden Stimmungen in den verschiedensten Situationen mit Alkohol zu manipulieren und ihr schwaches Selbstwertgefühl künstlich zu stärken. Je länger sie dies getan haben, desto schwerer fällt es ihnen, die Krücke Alkohol wegzulassen.

Noch stärker wirkt das tief im Unbewussten gespeicherte Erlösungs- und Glücksgefühl, das der Alkohol am Anfang hervorgerufen hat. Viele Alkoholiker, die aus kritischen Familienverhältnissen kommen, erleben als Kinder wenig Geborgenheit und manchmal existentielle und grenzenlose Angst. Als Jugendliche leiden sie dann häufig unter Selbstzweifeln und Hemmungen. Sie lernen, ihre Gefühle zu unterdrücken, bis sie irgendwann die leicht zugängliche und gesellschaftlich geförderte Einstiegskarte in die Welt der Erwachsenen – das Zaubermittel Alkohol – kennen lernen: Plötzlich bekommt das Erleben mehr Intensität und die eigene Person steht im Mittelpunkt der Welt. Selbst banale Gespräche, Musik aus dem Radio oder das Fernsehprogramm gewinnen an Bedeutsamkeit und Unterhaltungswert.

Manche entdecken sogar zum ersten Mal eine Art Sinn im Leben und spüren eine Verbindung zu spirituellen Dimensionen. War ihre Stimmung vorher eher grau in grau, erleben sie nun stärkere Kontraste; Freude und Zuneigung (aber auch Trauer und Aggression) werden deutlicher empfunden. Hemmungen verflüchtigen sich und das Auftreten wird selbstsicherer. Dadurch haben sie mehr Erfolg bei ihren Mitmenschen, auf die sie vorher eher verklemmt und hölzern wirkten.

Die Tatsache, dass durch den Alkohol die lang ersehnte Veränderung der eigenen Person, der Gefühlswelt und sogar der Umgebung gelingt, gräbt sich als erlösende Erfahrung tief ins Unbewusste ein. Wann immer später die Gefühle in Richtung Leere oder Angst abdriften oder schwierige Situationen zu bewältigen sind, wird das Verlangen nach Alkohol übermächtig. Auch wenn die gewünschte Wirkung schon lange nicht mehr eintritt und nur noch eine Illusion ist: Je negativer die Auswirkungen des Trinkens werden, desto wichtiger wird paradoxerweise der Alkohol, bis sich schließlich alles nur noch um ihn dreht – ein klassischer Teufelskreis.

Spiegeltrinker – eine bestimmte Menge Alkohol im Blut

Spiegeltrinker brauchen einen bestimmten Alkoholspiegel im Blut, um sich wohl zu fühlen, ihre Gefühle zu kontrollieren und unauffällig zu bleiben. Sie erleben nicht den Kontrollverlust des Gamma-Alkoholikers. Im Gegenteil: Hauptmerkmal ihres Krankheitsbildes ist es, zwanghaft die Kontrolle über den Alkoholspiegel behalten zu müssen. Die Tragik beim Spiegeltrinker ist, dass der jahrelange Missbrauch des Nervengifts Alkohol auf die Dauer verheerende körperliche und seelische Folgen hat, ohne dass die Umwelt es bemerken und darauf reagieren könnte. Der Spiegeltrinker verhält sich so lange extrem angepasst, wie es sein Allgemeinzustand eben noch zulässt. Dies kann sich über lange Zeiträume hinziehen, wobei die Dosis permanent gesteigert wird.

Karl P. arbeitet als Hausmeister in einer Behörde. Seine Frau, die Karl auf einer Weihnachtsfeier kennen gelernt hat, ist etwas älter und findet an ihm Gefallen, weil er so »niedlich schüchtern« ist. Sie ist sehr fürsorglich, lässt sich aber andererseits von niemandem die Butter vom Brot nehmen. Sie übernimmt das Regiment in Karls Leben und sorgt dafür, dass er nicht überlastet wird und seinem Hobby, dem Angeln, in ausreichendem Maße nachgehen kann.

Karl hat schon immer gern Alkohol getrunken, weil dieser ihn ungemein ruhig und zufrieden werden lässt. Im Laufe der Jahre gewöhnt er sich an eine bestimmte Likörmarke, deren Kräuter gesund sein sollen und die ihm zudem auch noch schmeckt. Wenn ihm seine Frau mit ihren ständigen Bevormundungen auf die Nerven geht, wenn er morgens um vier hinaus in die Kälte zum Angeln fährt oder im Winter mitten in der Nacht die Heizung ausfällt und er in den Keller muss, um sie zu reparieren: Sein Fläschchen Likör hat Karl stets zur Hand, die kleinen Flaschen passen in jede Hosentasche oder Schublade. Nach einiger Zeit steht Karl immer unter Alkohol. Der Alkoholspiegel, den er braucht, um nicht unter Zittern und Schweißausbrüchen leiden zu müssen, erhöht sich langsam aber stetig auf über 2 Promille. Auch nachts muss er zwei- bis dreimal aufstehen und trinken, um den Spiegel zu halten.

Eines Tages fällt Karl beim Auswechseln einer Glühbirne von der Leiter und bricht sich ein Bein. Der Bruch ist kompliziert und muss operiert werden. Die Anästhesistin hat glücklicherweise bereits bei der Aufnahme Karls Alkoholfahne gerochen und ist auf entzugsbedingte Komplikationen während der Operation vorbereitet. Danach kommt Karl kurzzeitig auf die Intensivstation und anschließend in die Entgiftungsabteilung des benachbarten Landeskrankenhauses. Hier eröffnet der Arzt dem ungläubigen Karl, dass er alkoholkrank sei und nur durch massiven Einsatz entzugsmildernder Medikamente die Operation überlebt habe.

Bei vielen Spiegeltrinkern kommt im Laufe der Zeit zum Alkohol- noch Medikamentenmissbrauch hinzu, weil ihnen Ärzte, die das Alkoholproblem nicht erkennen, Psychopharmaka zur Linderung von Schlaf- oder anderen nervösen Störungen verschreiben. Irgendwann ist das Stoffwechselsystem derart angegriffen, dass die zum Wohlbefinden notwendige Dosis nicht mehr erreicht wird. Auch die zuvor hohe Toleranz für Alkohol kann wegen der zunehmenden Schädigung der Leber zurückgehen. Durch den jahrelang ununterbrochenen Missbrauch – besonders auch in der Kombination mit Medikamenten – ist der körperliche und seelische Zustand äußerst desolat. Der Entgiftungs- und Therapieprozess ist dadurch meistens langwieriger und schwieriger als bei Gamma-Alkoholikern.

Quartalstrinker – Trinkexzesse in immer kürzeren Abständen

Der Epsilon- oder Quartalstrinker lebt meist über längere Zeiträume abstinent. Ausgelöst durch innere oder äußere Reize, trinkt er dann oft mehrere Tage exzessiv. Danach kehrt er wieder zu seinem abstinenten Verhalten zurück. Mit fortdauernder Krankheit werden bei den meisten die Abstände zwischen den »Quartalen« immer kürzer.

Dr. Gerald S. ist Arzt und betreibt gemeinsam mit einem jüngeren Kollegen eine gut gehende Praxis in einer Großstadt. Seine Frau kümmert sich um Haushalt und Familie, er arbeitet sehr viel. So ist es auch für seinen Kollegen akzeptabel, dass Gerald hin und wieder für ein oder zwei Tage ausfällt, zumal Geralds Frau immer früh genug anruft, damit die Vertretung geklärt werden kann. Manchmal sind es Kongresse, meistens Segeltrips am Wochenende, von denen Gerald nicht pünktlich zurückkehrt, weil er nach Aussagen seiner Frau krank geworden ist oder sich Probleme mit dem Boot ergeben haben. Seine Frau selbst segelt nicht mit und bleibt mit den Kindern zu Hause.

Tatsache ist, dass Gerald oft gar nicht mit dem Boot ausläuft, weil er schon Freitagabends mit dem Trinken anfängt und nicht mehr aufhören kann. Er trinkt meistens bis Sonntagmorgen ohne Pause durch, schläft dann wie ohnmächtig und schafft es immer gerade noch, am Sonntagnachmittag seine Frau anzurufen und ihr eine Ausrede mitzuteilen, warum er erst Montag oder Dienstag zurückkehren kann. Dann trinkt er weiter. Am Sonntag- oder Montagabend hört er dann auf, schläft seinen Rausch aus und kommt völlig gerädert nach Hause. Um eine mögliche Alkoholfahne zu vertuschen, lutscht er stark riechende Bonbons oder nimmt Erkältungsmedikamente zu sich.

Eines Tages erscheint seine Frau am Segelboot, weil sie zunehmend skeptisch geworden war. Als sie Gerald volltrunken antrifft, ist sie so erschüttert, dass sie sofort wieder nach Hause fährt. Gerald selbst hat keinerlei Erinnerung an diesen Besuch und seine Frau weiß nicht, wie sie mit dem Problem umgehen soll. So wird es zu ihrem Geheimnis, das sie mit allen Mitteln versucht, vor den Kindern, dem Kollegen ihres Mannes und allen anderen Freunden und Verwandten zu verbergen.

Kam es früher nur drei oder vier Mal im Jahr zu solchen »verlängerten« Wochenenden, passiert es in der letzten Zeit fast jeden Monat, dass Gerald von einem Segeltörn oder einem Kongress nicht wie geplant zurückkehrt. Dies führt zu zunehmenden Spannungen in der Praxis, weil Geralds Kollege kein Verständnis mehr für die rätselhaften Ausfälle aufbringt. Er ahnt zwar etwas von Geralds Alkoholproblemen, würde den älteren und erfahreneren Kollegen aber niemals darauf ansprechen. Geralds Frau fällt es immer schwerer, die telefonischen Ausreden weiterzugeben. Eines Tages überwindet sie sich und macht einen Termin bei einem Bekannten, der als Vertragsarzt für eine Suchtberatungsstelle arbeitet.

Häufiger als bei den anderen Alkoholiker-Typen kann beim Quartalstrinker eine schwere psychische Störung zugrunde liegen. Er ist möglicherweise ein Mensch, der ein gutes Frühwarnsystem für das Herannahen von psychischen Krisen entwickelt hat. Leider gewöhnt er sich zunehmend daran, diesen bereits im Vorfeld mit Alkohol zu begegnen, wodurch eine frühe Wahrnehmung und Behandlung seiner Grundstörung verhindert werden.

Frauentypische Trinkmuster

Als die Typisierungen in den 50er Jahren vorgenommen wurden, um die Varianten der Alkoholkrankheit besser wahrnehmen und bewerten zu können, waren Frauen in die Studien nicht oder nicht ausreichend einbezogen worden. Schon damals litten natürlich auch Frauen unter Alkoholabhängigkeit – auch wenn es nicht in das gesellschaftliche Rollenklischee passte. Heute weiß man, dass ein Drittel der alkoholkranken Menschen Frauen sind. Eine davon ist Karin L.

Karin erlebte von früh an, dass sie für die Übernahme von Verantwortung (z. B. im Haushalt) viel Anerkennung bekam. Darüber hinaus hatte sie während ihrer Kindheit nicht das Gefühl, richtig zur Familie zu gehören. Auch in der Schule hatte sie kaum Anschluss. Sie war schüchtern und schaffte es mit mäßigen Leistungen gerade bis zur achten Klasse; Unterstützung von Zuhause gab es kaum. Danach begann sie eine kaufmännische Ausbildung.

Im letzten Lehrjahr lernt sie ihren späteren Mann kennen, einen aufstrebenden und selbstsicher auftretenden Endzwanzi-

ger. Sie verliebt sich in ihn und zieht mit ihm zusammen. Bis dahin hat sie sich als wenig anziehend empfunden und nur ansatzweise Erfahrungen mit Männern gemacht.

Bald wird geheiratet. Karin himmelt ihren Mann an, der sie in den Augen anderer – wie sie denkt – interessanter macht. Als sie kurze Zeit später schwanger wird, steigt sie aus ihrem Beruf aus. Ihre Vorstellungen von einem gemütlichen Zuhause erfüllen sich jedoch nicht. Ihr Mann ist beruflich viel unterwegs und sie mit ihrem Kind entsprechend oft alleine. Sie beginnt, ab und zu ein Glas Wein am Abend zu trinken und merkt, dass es ihr dann besser geht.

Schließlich zieht die junge Familie in ein eigenes Haus und Karin bekommt ihr zweites Kind. Jetzt muss ihr Mann auch an den Wochenenden auf Geschäftsreisen. Mit der Zeit lernt Karin einige Frauen in der Nachbarschaft kennen, mit denen sie sich regelmäßig zum Kaffee trifft. Dort werden auch gerne ein, zwei Gläschen getrunken. Karin trinkt meistens schon vorher ein Glas Wein, weil sie sich dann lockerer und akzeptierter fühlt. An den Wochenenden, an denen sie mit den Kindern allein ist, trinkt sie abends jeweils eine, manchmal auch zwei Flaschen Wein. Das Leergut wird in einer Ecke im Keller deponiert, in die ihr Mann nie gelangt.

Nach einigen Jahren kann Karin L. ohne Alkohol nicht mehr auskommen. Sie beginnt schon morgens zu trinken und hat einen ständigen Alkoholspiegel im Blut.

In einer 1994 durchgeführten Studie wurde insbesondere das abhängige Trinkverhalten von Frauen untersucht, um die Lücke in der Forschung zu schließen. Obwohl man davon ausgehen kann, daß die traditionellen Kategorien des Beta- bis Epsilontrinkens auch auf Frauen anwendbar sind, wurden in dieser Studie zwei frauentypische Abhängigkeitsmuster ermittelt, die sich vor allem auf die Hintergründe des süchtigen Verhaltens beziehen. Karin L. ist dabei dem ersten der beiden Typen zuzuordnen.

Frauen, die diesem Typ 1 des weiblichen Alkoholismus angehören, beginnen erst relativ spät im Leben, alkoholische Getränke in höherer Dosierung zu trinken. Das Einstiegsalter liegt zwischen 25 und 40 Jahren. Hoher Alkoholkonsum steht bei ihnen in der Regel in Zusammenhang mit konkreten Ereignissen und Lebenskrisen, die sie schwer belasten und meist nicht bewältigen können.

Die betroffenen Frauen haben massive Schuldgefühle, weil sie trinken. Sie halten sich selbst für die Ursache ihres hohen Alkoholkonsums und fühlen sich selbst verantwortlich für die Missachtung oder gewaltsamen Ausbrüche, die sie seitens ihrer Ehemänner oder Freunde erleben müssen. In ihrem Selbstbild dominieren Minderwertigkeitsgefühle, Selbstentwertungen und die Geringschätzung ihrer eigenen Leistungen.

Ihre privaten Beziehungen orientieren sich an bürgerlichen Verhältnissen. Meist leben sie zusammen mit ihrem Mann oder Freund und ihren Kindern. Darüber hinaus halten sie Kontakt zu ihren Eltern und Geschwistern. Die Beziehungen zu den Kindern sind relativ gut. Ihr Berufsweg zeigt klare Strukturen auf. Die Erwerbstätigen unter ihnen haben Erfolg im Beruf.

Alkoholkranke Frauen des Typs 1 haben viele psychosomatische Störungen, bevor sie alkoholabhängig werden. Man muss damit rechnen, dass nach einer Therapie der Alkoholabhängigkeit erneut psychosomatische Störungen auftreten, die behandlungsbedürftig sind. Diese psychosomatischen Störungen – wie Migräne, Gastritis, Unterleibsprobleme oder allgemeine Krankheitsanfälligkeit – sind Ausdruck dessen, wie schwierig es diesen Frauen meist fällt, ihre eigenen Interessen und Wünsche wahrzunehmen und durchzusetzen, anstatt sich immer nur anzupassen und zu funktionieren.

Die Frauen, die Typ 2 angehören, beginnen relativ früh im Leben, alkoholische Getränke in hohen Dosierungen zu sich zu nehmen. Das Einstiegsalter liegt bei 15 bis 25 Jahren. Die ersten Erfahrungen sind verknüpft mit Trinkgelagen und Alkoholexzessen, nicht jedoch mit hohem Dauerkonsum. Hier sind es nicht konkrete Ereignisse oder Lebenskrisen, die die Frauen zur Flasche greifen lassen. Vielmehr besteht Grund zur Annahme, dass sie unter chronischer Anspannung stehen und dass relativ viele von ihnen in der Kindheit und Jugend misshandelt oder missbraucht worden sind.

Die Frauen äußern wenige oder keine Schuldgefühle darüber, dass sie trinken. Wenn sie von Schuld reden, dann mit dem Verweis auf äußere Umstände oder auf andere Personen, die sie ja auch oft genug sowohl zum Trinken wie zu sexuellen Handlungen verführen oder verführt haben, verknüpft mit brutaler Ausbeutung. Sie beschreiben die angenehmen Seiten des Trinkens. Und alkoholische Getränke sind für sie auch Statussymbole. Ihr Selbstbild ist gekennzeichnet von einer inneren Zerrissenheit zwischen Größenwahnphantasien und extremer Selbstentwertung.

Die privaten Verhältnisse, in denen diese Frauen leben, sind meist schwierig. Auch als Erwachsene werden sie von ihren nächsten Bezugspersonen oft misshandelt und missbraucht. Sie haben häufig gespannte Beziehungen zu ihren Kindern und ihr Berufsweg ist eher von Abstieg gekennzeichnet als von Erfolg.

Auch ihr allgemeiner Gesundheitszustand ist meistens ziemlich schlecht (Typisierung nach Vogt 1994).

Gefahr der Suchtverlagerung

Das Krankheitskonzept des Alkoholismus geht davon aus, dass ein Mensch, der eine Abhängigkeit von einer stimmungsverändernden Substanz zeigt, auch von allen anderen ähnlich wirkenden Mitteln abhängig ist.

Ein Alkoholabhängiger, der zwar mit dem Trinken aufhört, dafür aber Medikamente oder andere Drogen nimmt, hat seine Abhängigkeitserkrankung nicht zum Stillstand gebracht. Er betreibt lediglich Suchtverlagerung – egal, ob mit oder ohne ärztliches Rezept, gleichgültig, ob mit legalen oder illegalen Substanzen. Dies gilt genauso für den Medikamenten- oder Drogenabhängigen, der auf Alkohol umsteigt.

Ein anderes Abhängigkeitskonzept

Neben dem Krankheitskonzept kommt ein anderes Abhängigkeitskonzept zunehmend in die Diskussion. Es handelt sich hierbei um den sogenannten systemisch-lösungsorientierten Ansatz. Wir werden ihn im Kapitel 5 unter der Überschrift »Mäßigung oder Abstinenz« ausführlicher behandeln. An dieser Stelle sei nur Folgendes gesagt:

Die systemischen Psychotherapeuten haben ein grundsätzlich anderes Bild vom Alkoholismus. Sie glauben nicht, dass Alkoholismus eine durch einen unumkehrbaren Kontrollverlust hervorgerufene Krankheit ist, die nur durch absolute Abstinenz zum Stillstand gebracht werden kann. Sie bestreiten in der Regel nicht die Sinnhaftigkeit von Abstinenz, sehen sie aber nicht als einzig denkbare Voraussetzung für die Bewältigung von Alkoholproblemen. Sie unterscheiden zwischen leichten und schweren Rückfällen und halten viele im herkömmlichen Krankheitsverständnis als unheilbar eingestufte Alkoholiker für fähig, moderates Trinken erlernen zu können.

Von den Anhängern des traditionellen Krankheitskonzeptes werden die Vertreter des systemischen bzw. lösungsorientierten Ansatzes häufig als Scharlatane oder Außenseiter bezeichnet. Ihnen wird vorgeworfen, Jahrzehnte der Erfahrung in der Arbeit mit Suchtkranken und die alle anderen Ansätze verbindende Abstinenzorientierung über den Haufen zu werfen und so die wichtigste Grundlage für die Gesundung des Abhängigen zu verlassen. Damit würden sie Illusionen vom kontrollierten Trinken wecken; aber in der Realität würde es nur einer von 1000 Betroffenen wirklich schaffen.

Wir denken nicht, dass es sich bei den Systemikern um Scharlatane handelt. In der Regel sind sie fundiert ausgebildete Fachleute mit viel Praxiserfahrung, die sich für die Arbeit mit ihren Klienten neue Perspektiven und ein größeres Spektrum an Lösungsmöglichkeiten erschließen wollen. Einerseits sehen sie durchaus die Vorteile des Krankheitskonzepts:

- Die Vorstellung, dass es sich bei Alkoholismus um eine Krankheit und keinen fahrlässig herbeigeführten Verwahrlosungszustand oder eine simple Willensschwäche handelt, vermindert Stigmatisierung und Schuldgefühle bei Betroffenen und Angehörigen.
- Die Therapiewürdigkeit des Alkoholismus ist anerkannt und sowohl sozialrechtlich als auch arbeitsrechtlich abgesichert.

Andererseits bezweifeln Systemiker sowohl die wissenschaftliche Tragfähigkeit als auch den praktischen Nutzen des Konzepts »Kontrollverlust«, der ja als Beleg für den Eintritt in die Krankheit Alkoholabhängigkeit gilt. Sie halten den Kontrollverlust vielmehr für einen Mythos, der wie viele Mythen im Sinne einer »sich selbst erfüllenden Prophezeiung« tatsächlich wirken kann:

- In positiver Hinsicht dahingehend, dass viele Alkoholiker totale Abstinenz als einzig sinnvolles Ziel ansteuern und dadurch die sicherste Verhaltensvariante wählen.
- In negativer Hinsicht, dass jemand, der an die Zwangsläufigkeit des Kontrollverlusts glaubt, ihn auch mit hoher Wahrscheinlichkeit erleben wird.

Welche Folgerungen sich aus dem systemischen Verständnis von Abhängigkeit für die Alkoholiker selbst und besonders für ihre Handlungs- und Behandlungsalternativen ergeben, wird – wie bereits oben angekündigt – der Schwerpunkt des Kapitels 5 sein.

Zusammenfassung

Wo beginnt Abhängigkeit?

Weil die Übergänge zwischen Problemtrinken und Alkoholabhängigkeit genauso fließend sind wie zwischen Normaltrinken und Problemtrinken und außerdem eindeutige wissenschaftliche Untersuchungsmethoden fehlen, lässt sich Alkoholabhängigkeit erst im fortgeschrittenen Stadium zweifelsfrei feststellen. Es sei denn, der Betroffene kommt für sich selbst früher zu der Einschätzung, alkoholabhängig zu sein. Hierfür braucht er Informationen und Kriterien.

Das Krankheitskonzept

Im traditionellen Krankheitskonzept unterscheidet man fünf verschiedene Trinkertypen: Alpha- und Beta-Trinker sind Problemtrinker, die sich in der Vorphase des Alkoholismus befinden; als Gamma-, Delta- und Epsilon-Trinker werden die verschiedenen Typen von Alkoholabhängigen bezeichnet.

- Gamma-Trinker erleiden im Laufe ihrer Krankheitsentwicklung zunehmenden Kontrollverlust, das heißt, wenn sie einmal angefangen haben zu trinken, können sie meist nicht mehr aus eigener Willensentscheidung aufhören.
- Delta-Trinker (oder Spiegeltrinker) brauchen einen ständigen, über die Jahre ansteigenden Alkoholspiegel im Blut, um sich wohl zu fühlen und zu funktionieren. Sie sind in der Regel über lange Zeiträume extrem angepasst und unauffällig.
- Epsilon-Trinker trinken über längere Zeiträume nichts oder fast nichts, erleben aber in gewissen Zeitabständen anfallartige Trinkexzesse, die mitunter mehrere Tage dauern können.
- Im fortgeschrittenen Zustand der Alkoholabhängigkeit vermischen sich die Typen dahingehend, dass die meisten Trinker

ständig Alkohol konsumieren müssen, körperlich und seelisch stark geschädigt und sozial auffällig sind.

Zwei frauentypische Trinkmuster

- Typ 1 stammt eher aus bürgerlichen Verhältnissen, leidet aber unter geringem Selbstwertgefühl, neigt zu psychosomatischen Störungen und fängt meist in Zusammenhang mit Lebenskrisen zu trinken an.
- Typ 2 lebt in ungeordneten privaten Verhältnissen und fängt oft schon in jungen Jahren zu trinken an. Häufig haben diese Frauen als Mädchen Missbrauchserfahrungen hinter sich und leben auch später oft mit Partnern zusammen, die sie seelisch oder körperlich missbrauchen.

Das systemische Abhängigkeitskonzept

Die Vertreter der systemisch-lösungsorientierten Richtung bezweifeln, dass Alkoholabhängigkeit eine unheilbare Krankheit ist, die nur durch Abstinenz zum Stillstand gebracht werden kann. Besonders das Phänomen des Kontrollverlusts wird von ihnen als unwissenschaftlicher Mythos bezeichnet, der nur funktioniert, weil man an ihn glaubt.

Systemiker unterscheiden zwischen leichten und schweren Rückfällen von Alkoholabhängigen und sind überzeugt, dass viele, die von Vertretern des Krankheitskonzepts als »unheilbare Alkoholiker« eingestuft werden, lernen können, wieder kontrolliert und gemäßigt zu trinken.

3.
Ursachen der Alkoholabhängigkeit

Um die Entstehung der Alkoholabhängigkeit zu erklären, werden zwei unterschiedliche Modelle herangezogen: Aus biologisch-medizinischer Sicht ist Alkoholismus die Folge genetischer Dispositionen und Stoffwechselabweichungen im Gehirn. Aus soziologisch-psychologischer Sicht ist süchtiges Trinken die Folge seelischer Verletzungen und ungünstiger sozialer Bedingungen.

Die Grundfrage lautet also: Werden wir als Trinker geboren oder erst dazu gemacht? Die Wahrheit liegt vermutlich in der Mitte. Wir gehen davon aus, dass sich bei Alkoholismus biologische, psychologische und soziale Faktoren in sehr komplexer Form gegenseitig beeinflussen. Auf den nächsten Seiten werden diese unterschiedlichen Wirkungen und Wechselwirkungen in vereinfachter Form vorgestellt.

Werden wir als Trinker geboren? – Genetische Veranlagung und biochemische Prozesse

Schon seit Anfang der achtziger Jahre ist bekannt, dass es bei einem kleinen Teil der westeuropäischen und weißen nordamerikanischen Bevölkerung genetisch bedingte Abweichungen bei der sogenannten Alkoholdehydrogenase (ADH) gibt, die für den

Stoffwechselprozess, durch den Alkohol im Körper chemisch abgebaut wird, von zentraler Bedeutung ist. Bei Ostasiaten ist diese Abweichung die Regel. Da die ADH beim Abbau von Alkohol eine entscheidende Rolle spielt, lag die Vermutung nahe, dass genetische Faktoren auch bei der Entstehung von Alkoholabhängigkeit von Bedeutung sind.

Inzwischen hat die Erforschung der biochemischen Vorgänge im Gehirn weitere Erkenntnisse gebracht. Es gibt Menschen, in deren Gehirnstoffwechsel weniger oder unregelmäßiger sogenannte Botenstoffe (Neurotransmitter) wie Gaba (Gamma-Aminobuttersäure), Endorphine, Serotonin und Dopamin zirkulieren, die für unser Wohlbefinden zuständig sind. Diese Menschen haben stärkere Stimmungsschwankungen als andere und sind unter Abhängigen überrepräsentiert. Eine genetische Disposition hierfür liegt wahrscheinlich bei einem Teil der Bevölkerung vor.

Durch Drogen wie Alkohol gelingt es den Konsumenten, die Produktion einiger dieser »Wohlfühl«-Botenstoffe anzuregen, die Bildung anderer Botenstoffe wie beispielsweise Glutamat (das für die Erregung zuständig ist) zu dämpfen und künstlich ein stärkeres Wohlgefühl herzustellen. Suchen Alkoholkonsumenten diese Stimmungsaufhellung zu oft, tritt eine Gewöhnung – Toleranzsteigerung genannt – ein. Sie bewirkt, dass das Gehirn, wahrscheinlich um sein altes Gleichgewicht wiederzufinden, immer weniger »positive« und immer mehr »negative« Botenstoffe von sich aus produziert. Fällt die Suchtmittelzufuhr dann weg, wird die starke Unter- bzw. Überversorgung als extremes Unwohlsein empfunden. Dadurch entsteht wahrscheinlich das Verlangen nach erneuter Zufuhr des Suchtmittels: Der Alkoholabhängige muss wieder trinken, um sich »normal« zu fühlen.

Die diesem Mechanismus zugrunde liegenden Vorgänge sind allerdings sehr komplex und lange noch nicht endgültig geklärt. Besonders die (gern in Boulevardblättern verbreitete) Behauptung, dass bestimmte Gene erwiesenermaßen Alkoholismus verursachen, ist eine unzulässige Vereinfachung. Man kann bestenfalls davon sprechen, dass genetische Komponenten bei Suchterkrankungen wahrscheinlich mitwirken. Aufgrund des heutigen Wissensstands lässt sich Folgendes sagen: Suchtgefährdung entsteht aus einer Vielfalt von Kombinationen zwischen Vorveranlagung und Risikofaktoren. Bei einem Teil der Bevölkerung gibt es Hinweise für eine genetische Vorveranlagung (Prädisposition) zu emotionaler Labilität, die mit einer höheren Suchtgefährdung einhergeht. Das Zusammenwirken verschiedener Risikofaktoren kann in bestimmten Lebenssituationen schließlich zur Abhängigkeit führen. Dieses Zusammenwirken biologischer und sozialer Faktoren lässt sich vergleichen mit einer Vorveranlagung für Krebs, Diabetes, Rheuma, Allergien und andere Stoffwechsel- oder Immunstörungen, die als Krankheit jedoch erst auftreten, wenn sie durch externe Faktoren ausgelöst werden.

Allerdings gibt es auch Menschen, die wahrscheinlich keine Vorveranlagung zur Suchtgefährdung mitbringen und trotzdem abhängig werden. Sie wurden wahrscheinlich im Laufe ihres Lebens sehr vielen Risikofaktoren ausgesetzt. Wenige Menschen werden offensichtlich selbst bei einer stark mit Alkohol verknüpften Lebensführung nicht suchtkrank, wie beispielsweise viele Weinbauern. Diese sind jedoch statistische Ausnahmen, ähnlich wie kerngesunde neunzigjährige Raucher.

Werden wir zu Trinkern gemacht? – Psychosoziale Risikofaktoren

Wie wir in den Fallgeschichten weiter oben bereits gesehen haben, sind für viele Menschen schwierige Lebenssituationen, scheinbar unüberwindbare Probleme in Beruf oder Familie oder extreme Erfahrungen in der Vergangenheit Auslöser, in die Alkoholabhängigkeit zu geraten. Sie werden von Fachleuten als psychosoziale Risikofaktoren bezeichnet.

Wichtige Erkenntnisse in dieser Hinsicht brachte eine Langzeitstudie der Universität Berkeley in Kalifornien. Die Forscher hatten bei ca. 100 Personen von deren drittem bis 18. Lebensjahr gezielt die Zusammenhänge zwischen Persönlichkeitsentwicklung und späterem Suchtmittelgebrauch untersucht. Sie konnten die 18-jährigen Personen schließlich in etwa drei gleich große Gruppen unterteilen:

- Ein Drittel der untersuchten Personen ließ sich als Gelegenheitskonsumenten bezeichnen. Sie nahmen hin und wieder Suchtmittel wie Alkohol zu sich, waren aber nur in geringem Maße suchtgefährdet.
- Ein Drittel nahm häufig Suchtmittel zu sich und musste als gefährdet bis abhängig eingestuft werden.
- Ein Drittel lebte fast oder vollständig abstinent.

Betrachtet man nun die Persönlichkeitsentwicklung dieser drei Gruppen, fällt Folgendes auf: Das Drittel der Gelegenheitskonsumenten wies in der Regel über den gesamten Beobachtungszeitraum hinweg positive Persönlichkeitsmerkmale auf. Die Betroffenen schienen als Kinder und Heranwachsende relativ glücklich gewesen zu sein und stammten aus intakten Familien. Sie wiesen ein gutes Selbstwertgefühl auf, waren sozial akzeptiert sowie lebens- und experimentierfreudig, wozu offensichtlich auch das gelegentliche Experimentieren mit Suchtmitteln gehörte.

Bei den anderen beiden Dritteln war dies ganz anders: Sowohl die Suchtgefährdeten als auch die Abstinenzler fielen durch geringes Selbstwertgefühl, Einzelgängertum und andere soziale und emotionale Schwierigkeiten auf. Außerdem stammten sie überwiegend aus schwierigen Familienverhältnissen, wo das Suchtproblem kein Fremdwort war. Vereinfacht gesagt schienen sie als Kinder und Heranwachsende eher unglücklich gewesen zu sein. Beide Gruppen reagierten aber bezüglich der Suchtgefährdung völlig gegensätzlich. Die einen benutzten Suchtmittel und versuchten dadurch, ihre emotionalen und sozialen Probleme in den Griff zu bekommen. Sie waren suchtgefährdet. Die anderen spürten oder erkannten anscheinend ihre potentielle Suchtgefährdung und reagierten durch große Vorsicht oder Abstinenz.

Herkunftsfamilie

Wir wissen heute, dass viele Alkoholiker aus Alkoholikerfamilien kommen. Dabei lässt sich nicht klären, ob das Kind einer Alkoholikerfamilie beim Heranwachsen so vielen psychosozialen Risikofaktoren ausgesetzt ist, dass es mit höherer Wahrscheinlichkeit alkoholkrank wird, oder ob es diesem Schicksal nur schwer entgehen kann, weil die genetische Veranlagung so bestimmend ist. Beides wirkt zusammen; zu beeinflussen sind (bislang) allerdings nur die Risikofaktoren, von denen die familiären Umstände offensichtlich mit die größte Rolle spielen, wie das folgende Beispiel zeigt.

Die Eltern in der Familie R. haben viel zu tun. Der Vater kommt meistens erst spät abends nach Hause. Dann ist er fast immer schlecht gelaunt und reagiert sehr gereizt auf seine Kinder. Beim geringsten Anlass schickt er sie auf ihr Zimmer oder verteilt andere Strafen. Beim Fernsehen müssen alle mucksmäuschenstill sein.

Die Mutter ist ständig überlastet. Sie ist Lehrerin und kommt mittags ziemlich ausgepumpt aus der Schule. Beim Mittagessen braucht sie Ruhe, um sich zu erholen, danach, um sich auf die Korrekturen konzentrieren zu können. Stehen keine Korrekturen an, hat sie irgendwelche ehrenamtlichen Verpflichtungen. Sie ist immer sehr ernst und hat wenig Verständnis für Albernheiten und »zielloses Herumhängen«, daher haben alle Kinder feste Aufgaben und Verpflichtungen im Haushalt.

Ab und zu zeigen beide Eltern ein ganz anderes Gesicht: Wenn der Vater von einem Geschäftsessen mit dem Taxi heimkommt, riecht er nicht nur nach Alkohol und Rauch, er hat auch beste Laune. Dann albert er herum, guckt mit den Kindern Musikvideos und setzt sich anschließend ans Klavier, um einige neue Hits nachzuspielen. Die Mutter zieht sich in diesen Situationen in die Küche zurück. Sie taut nur auf, wenn auch sie zu besonderen Anlässen ein oder zwei Gläser Wein trinkt. Dann bekommt sie ganz leuchtende Augen und wird viel weicher und gesprächiger.

Mangel an Zuneigung und extrem widersprüchliches Verhalten sind ebenso Risikofaktoren wie fehlende konstruktive Auseinandersetzungen untereinander und vorgelebter Suchtmittelmissbrauch:

In der Familie B. werden Konflikte nicht geklärt, sondern so lange verdrängt, bis der Druck sich irgendwann entlädt. Der Vater knallt in solchen Streitsituationen, die er manchmal regelrecht provoziert, die Tür zu und geht in die Kneipe. Die Mutter bekommt Migräne, nimmt Tabletten und geht ins Schlafzimmer.

Die Kinder sind ratlos, fühlen sich häufig schuldig und lernen, aus Angst vor derartigen Auseinandersetzungen ihre eigenen Konflikte ebenfalls so lange vor sich her zu schieben, bis das Fass überläuft und Wut und Enttäuschung riesengroß sind.

Aber nicht nur unerklärliche Stimmungsschwankungen, lange Zeit verdrängte und dann eskalierende Konflikte, Missbrauch von Alkohol und anderen Suchtmitteln wirken sich ungünstig auf die Entwicklung von Kindern aus. Auch mangelnde Zuwendung oder Überbehütung, fehlende oder nicht konsequent gezogene Grenzen, Unzuverlässigkeit und viele andere für Problemfamilien typische Erscheinungen belasten die Kinder emotional und fördern suchttypische Verhaltensweisen. Auf dieser Basis entstehen Ängste, geringes Selbstwertgefühl, Hemmungen, Kontaktstörungen und weitere innere und äußere Stressfaktoren. Schließlich muss ein solches Kind nur noch die lindernde Wirkung von Alkohol erfahren, um seine eigene Trinkerkarriere zu beginnen.

Soziales Umfeld von Heranwachsenden

Robin P. hatte es schwer im Kindergarten. Als gut behütetes Einzelkind kam er aus einer Erwachsenenwelt, in der es immer friedlich und gewaltlos zuging. Nun musste er sich gegen andere Kinder wehren, die gelernt hatten, dass Gewalt meistens zum Erfolg führt. Am schlimmsten war Stefan, der viele Geschwister und überforderte Eltern hatte.

Robin weinte oft, weil er überhaupt nicht verstand, warum Stefan ihn immer wieder schlug. Wenn ihn die Erzieherinnen dann trösteten, schämte er sich noch mehr und fühlte sich ganz klein, obwohl er körperlich der größte Junge war. Die anderen lachten über ihn und nannten ihn »Muttersöhnchen«.

Eines Tages nahm Robin seinen ganzen Mut zusammen und schlug Stefan so auf die Nase, dass diese blutete und Stefan weinend von den Erzieherinnen versorgt werden musste. Von nun an schlug Robin häufig zurück und wurde bald einer der Anführer. Er lernte immer besser, seine Gefühle von Angst und Schwäche zu verbergen und nach außen den »starken Mann« zu spielen.

Bereits im Kindergartenalter imitieren manche Kinder das dominante Gebaren ihrer Eltern oder anderer Vorbilder und verstecken dahinter ihr geringes Selbstwertgefühl, Scham und Ängste. Andere Kinder mit ähnlichen emotionalen Unsicherheiten orientieren sich daran, denn das Verhalten erscheint ja durchaus als erfolgversprechend. Zwischen Schülern funktioniert diese unbewusste Strategie dann ähnlich: Anstatt sich die Ängste vor Versagen, vor Bloßstellung und Häme in der Gruppe, vor ersten sexuellen Kontakten und vielen anderen brisanten Situationen gegenseitig einzugestehen, passiert meistens das Gegenteil: Viele versuchen, die anderen mit Statussymbolen zu beeindrucken und unverwundbare Stärke nach außen zu demonstrieren. Nicht zufällig dominieren auch später – in der Ausbildung, im Studium und bei der Bundeswehr – meist diejenigen, die Imponiergehabe der unterschiedlichsten Formen an den Tag legen.

Die meisten kennen ein hervorragendes Mittel, mit dem sie innere Unsicherheiten und Ängste überspielen können und nach außen souverän oder supercool wirken: Alkohol. Zusätzlich fördern Trinkgelage im Freundeskreis die Gruppenidentität und sorgen dafür, dass sich besonders Jugendliche mit labilem Selbstbewusstsein und hoher Suchtgefährdung zusammenschließen.

Viele bleiben für den Rest ihres Lebens darauf angewiesen, nach außen mehr Status und Stärke darzustellen, als sie im Inneren fühlen. Dabei ist Alkohol ein stets willkommenes Mittel, mit dem man sich – besonders in der Gruppe – stark und sicher fühlen kann. Wer oft den starken Mann oder die starke Frau spielen muss, braucht häufig einen »Krafttrunk«.

Gesamtgesellschaftliche Situation

Es gibt Armuts- und Wohlstandsalkoholismus. Die heutige Situation in den wohlhabenden Ländern ist davon geprägt, dass Alkohol leicht verfügbar und attraktiv ist. Gleichzeitig wird in den ärmeren Regionen und Gesellschaftsschichten nach wie vor Elend in Alkohol ertränkt.

So werden jedes Jahr in Deutschland Milliarden von Mark in Werbung investiert, die das Leitbild vom glücklichen, entspannten, erotisch reizvollen, starken, leistungsfähigen und erfolgreichen Menschen ständig mit dem Genuss von Alkoholika verknüpft:

Eingängige Musik, schöne Menschen, Palmenstrände, Segeljachten und ein karibischer Longdrink verschmelzen unauflöslich in einer Welt der schönen Illusion. Ängste, Zweifel, Schwäche, Trauer und andere wenig lustvolle Befindlichkeiten gehören hier nicht hin. Wie sich unerwünschte Stimmungen mit Alkohol durch Wohlbefinden ersetzen lassen, lernt bereits jedes Kind.

Ines war gerade zwölf Jahre alt, als sie mit ihrem Vater in die Sonntagnachmittag-Vorstellung ins Kino ging. Sie wäre eigentlich viel lieber bei einer Geburtstagsfeier gewesen, man hatte sie aber nicht eingeladen. Nun musste Ines mit Papa in diesen blöden Film, den er ausgesucht hatte. So saß sie ziemlich übel gelaunt auf ihrem Sitz und guckte sich gelangweilt die Werbung an, die sie schon aus dem Fernsehen kannte. Plötzlich jedoch wurde ihre Stimmung deutlich besser:

Begleitet von einer wunderschönen Musik fuhr ein Raddampfer mit lauter glücklichen Menschen an Bord auf einem breiten, goldschimmernden Fluss in die untergehende Sonne. Zum Schluss erschien eine Flasche mit einem hübschen Etikett und eine tiefe, ruhige Männerstimme sagte den Namen, der darauf stand: »Southern Comfort«. Von nun an hatte Ines unbewusst gespeichert, dass Glücksgefühle und Southern Comfort zusammengehören.

Ersatzhandlungen und -gefühle prägen vielfach das Leben; tiefergehende und längerfristige menschliche Beziehungen, die in stabilen sozialen Gemeinschaften wie Dörfern und Familien entstehen, werden immer seltener. Die auf eine Vielzahl von Kontakten und kurzfristigen Lustgewinn ausgelegten Beziehungen zwischen möglichst »swingenden« Singles werden dagegen immer häufiger. Alkohol wirkt hier kontaktfördernd und enthemmend.

Berufliche Situation

Arbeitsplatzunsicherheit oder Arbeitslosigkeit, dauernde Über- oder Unterforderung, schwierige Chefs, Kollegen- oder Mitarbeiter-Mobbing, unklare Anforderungen, hoher Leistungsdruck, Eintönigkeit oder zu häufiger Jobwechsel: Dies alles verursacht Stress, der nur allzu gern mit ein paar Gläschen runtergeschluckt wird.

Niemand wundert sich, wenn auf dem Bau oder im Stahlwerk schon morgens ein paar Bierchen getrunken werden. Auch Schichtarbeiter, die große Schwierigkeiten haben, auf Dauer ihren Wach-Schlaf-Rhythmus den Vorgaben anzupassen, neigen dazu, Alkohol und andere Substanzen zur Steuerung ihres Schlafs und Wohlbefindens einzusetzen. Ähnliches gilt für Manager, die ständig in der Welt herumfliegen und dabei oft erhebliche Zeitunterschiede verkraften müssen, ohne sich entsprechende Anpassungszeiten zu gönnen.

Hilmar M. ist immer im Einsatz. Seine Firma baut weltweit Industrieanlagen und er ist für Osteuropa und Asien zuständig. Bei den Projekten dreht es sich immer um mehrere hundert Millionen Dollar, entsprechend ist der Lebensstil. Alles ist »First Class«, auch die Feiern erfolgreicher Abschlüsse. Die Verhandlungen werden in Hotelbars und Country-Clubs geführt; Trinkfestigkeit wird erwartet. Das ständige Leben aus dem Koffer, die viele Fliegerei, die Zeitunterschiede und die Verantwortung für große Projekte gehen zunehmend an die Substanz. Hinzu kommt der andauernde Missbrauch von Alkohol als Stresslöser, Einschlafhilfe und um leichter Kontakte knüpfen zu können.

Eines Tages bricht Hilmars Welt zusammen. Erst reicht seine Frau die Scheidung ein und besteht darauf, mit den Kindern im Haus wohnen zu bleiben. Hilmar mietet sich ein Appartement. Sechs Wochen später meldet seine Firma Konkurs an. Weil die gesamte Branche in Schwierigkeiten ist, findet er vorerst auch keinen neuen Job und beginnt, exzessiv zu trinken. Nur wenige Monate später entdeckt Hilmars Anwalt ihn völlig verwahrlost in seinem Appartement, das ganze Zimmer liegt voller Zigarettenkippen, Essensreste und leerer Schnapsflaschen.

Für Vertreter und andere Vertriebsleute sind gute Kontakte und Kommunikation das wichtigste Kapital. Alkohol erleichtert beides ungemein.

Für Akademiker, die während des Studiums in einer Burschenschaft waren, ist Alkohol fester Bestandteil jedes Treffens. Bei Medizinern und anderen sozialen Berufen kommt später dann noch der körperliche und seelische Stress sowie die bei Helfern häufig anzutreffende Unfähigkeit hinzu, auf ihr eigenes Wohlbefinden zu achten.

Politiker sind ständig auf Empfängen und Versammlungen, bei denen getrunken wird. Außerdem leiden sie darunter, dass ihre Arbeits- und Lebensziele so schwer plan- und fassbar sind. Jeder in diesem Beruf steht unter ständiger kritischer Beobachtung und kennt den Erfolgsdruck, die Angst vor dem Versagen (oder dem

Wahltag) und sicher auch das Gefühl der Einsamkeit trotz vieler Kontakte. Ähnliches gilt für Unternehmer, Unternehmensberater, Journalisten und andere Freiberufler.

In der heutigen Zeit der Rationalisierungsprogramme wie »Just in Time«, »Total Quality« und »Lean Management« ist jedoch kein Berufszweig mehr ausgenommen von zunehmenden Anforderungen und Stress. Die berufliche Situation kann daher für alle zum Gefährdungspotential werden.

Zusammenfassung

Alkoholabhängigkeit entsteht nach dem heutigen Wissensstand durch ein Zusammenwirken körperlicher, psychischer und sozialer Faktoren.

Genetische Vorveranlagung

In einem Teil der Bevölkerung gibt es Hinweise auf eine genetische Vorveranlagung zu stärkeren Stimmungsschwankungen, auch emotionale Labilität genannt. Dieser Anteil ist unter Abhängigen besonders groß. Wenn Menschen mit solcher Vorveranlagung vielen psychischen und sozialen Belastungen (psychosozialen Risikofaktoren) ausgesetzt sind, ist ihre Suchtgefährdung hoch.

Aber auch Menschen mit keiner oder geringer Vorveranlagung können abhängig werden, wenn sie im Leben zu vielen Risikofaktoren ausgesetzt sind.

Psychosoziale Risikofaktoren

Die wichtigsten psychosozialen Risikofaktoren sind:

– eine problematische Herkunftsfamilie, besonders wenn die Eltern Alkohol oder andere Suchtmittel missbrauchen;

- ein von Gefühlsunterdrückung, Imponiergehabe und Alkoholverherrlichung geprägtes Heranwachsen;
- die gesellschaftliche Situation, in der Alkohol zum Statussymbol hochstilisiert wird und als Katalysator für Ersatzgefühle, Kommunikation und Lebensfreude dient und
- die berufliche Situation, die zunehmend von Arbeitsplatzunsicherheit, höherer Produktivität in kürzerer Zeit, Schichtarbeit und weiteren Stressfaktoren geprägt ist.

4.
Wie alkoholgefährdet bin ich?

Die Übergänge zwischen »normalem« Trinken, Problemtrinken und Alkoholabhängigkeit sind, wie bereits mehrfach erwähnt, fließend.

Um zu erfahren, wie stark man von der Alltagsdroge Alkohol abhängig ist und ob man Hilfe nötig hat, um das Problem in den Griff zu bekommen, bedarf es einer realistischen Einschätzung des eigenen Trinkverhaltens. Eine solche Selbsteinschätzung ist nicht einfach, da man sicher dazu neigt, das Problem zu verharmlosen. Außerdem orientieren sich Menschen, in deren Leben Alkohol eine gewisse Rolle spielt, grundsätzlich an denen, die mindestens genauso häufig oder genauso viel trinken wie sie selbst. Oder sie entwickeln ein Problembewusstsein bezüglich ihres Trinkens und der Folgen, gewöhnen sich aber daran, ihre guten Vorsätze zur Begrenzung des Trinkens immer wieder zu überschreiten.

Auf der Jagd nach dem ersten berauschenden Gefühl

Nicht nur Problemtrinker und Alkoholabhängige trinken Alkohol, um ihre Stimmung zu verbessern, sondern mehr oder weniger bewusst auch die »Normaltrinker«. Neuere österreichische und amerikanische Forschungen haben ergeben, dass nicht-abhängige Konsumenten die leicht enthemmenden und stimmungsverbessernden Wirkungen des Alkohols zu Beginn des Trinkens und bei kleinen Mengen am positivsten beurteilen.

Auch die Ursache hierfür wurde herausgefunden: Schon kurze Zeit nach Beginn des Trinkens bilden sich Stoffwechselprodukte, die den Alkohol abbauen helfen, aber gleichzeitig einen negativen Effekt auf die Stimmung haben (sozusagen einen »Mini-Kater« verursachen). Bei kleineren Mengen ist dieses Phänomen fast nicht spürbar. Bei größeren Mengen macht es sich allerdings deutlich bemerkbar und hebt die ursprüngliche Stimmungsverbesserung auf. Das liegt daran, dass sich die positive Wirkung nicht im gleichen Maße steigern lässt wie die Gegenwirkung in Form von Schwindel, Koordinationsproblemen oder Übelkeit.

Jedes Trinken größerer Mengen und über längere Dauer ist ein »Hinterher-Rennen« nach dem ersten Wohlgefühl, das der Alkoholkonsument nicht gewinnen kann. Im Gegenteil: Er schadet sich nur selbst. Der Rat, den alte Weinbauern an ihre Söhne und Enkel weitergeben, macht also durchaus auch aus wissenschaftlicher Perspektive Sinn: *Alkohol sollte man nur in Maßen genießen.*

Der Persönliche Alkohol-Konsum-Test

Obwohl sich die Übergänge zwischen den verschiedenen Varianten des Trinkens vom Normaltrinken bis zur Abhängigkeit durch keine Untersuchungsmethode zweifelsfrei bestimmen lassen, kann man die Problematik dennoch einigermaßen deutlich abgrenzen:

– Wer nicht täglich Alkohol (wozu natürlich auch Bier und Wein zählen) konsumiert und bei Trinkanlässen die Kontrolle über

seine Trinkmengen und sein Verhalten behält, ist wahrscheinlich zur Zeit nicht alkoholgefährdet.
– Wer täglich oder fast täglich Alkohol trinkt und/oder ihn vermisst, wenn er mal nicht wie gewohnt zur Verfügung steht, wer bei Trinkanlässen häufig mehr als geplant trinkt und am nächsten Tag einen Kater hat, ist wahrscheinlich alkoholgefährdet.

Mit dem Persönlichen Alkohol-Konsum-Test (PAKT) möchten wir Ihnen die Möglichkeit bieten, selbst zu einer Einschätzung darüber zu gelangen, welcher Gruppe Sie angehören. Trinkmengen sind zwar nicht der einzige, jedoch ein wichtiger, weil messbarer und überprüfbarer Faktor bei Alkoholgefährdung. Alle anderen Faktoren, besonders die psychischen und sozialen Folgen, lassen sich in der Frühphase der Gefährdung nicht messen; medizinische Befunde (wie veränderte Blutwerte) können auch andere Ursachen haben, z.B. Lebererkrankungen.

Wir möchten mit diesem Test keine Problemtrinker oder Alkoholiker, die sich für Abstinenz entschieden haben, zum Experimentieren einladen, denn sie haben die sicherste Verhaltensvariante bezüglich der Suchtgefährdung gewählt. Andererseits gibt es Trinker, die sich nicht so klar entscheiden wollen. Diese werden in jedem Fall mit ihrem Trinkverhalten experimentieren. Durch den PAKT bekommen sie eine klarere Orientierung.

Die Obergrenzen der Trinkmengen sind nicht willkürlich gewählt. Mediziner sind der Auffassung, dass Männer unterhalb einer täglichen Dosis von 60g und Frauen unterhalb einer täglichen Dosis von 30g reinen Alkohols keine körperlichen Folgeschäden zu erwarten haben. Wir haben diese Obergrenzen sicherheitshalber um ca. 20 % reduziert.

Voraussetzung für den Test ist, dass Sie nicht schwanger sind, keine Erkrankung vorliegt, die Abstinenz erfordert, keine psychotropen Medikamente oder andere stimmungsverändernden Substanzen eingenommen werden und Abstinenz nicht aus beruflichen oder anderen Gründen erforderlich ist.

PAKT (Persönlicher Alkohol-Konsum-Test)

Wenn Sie beschließen, diesen Test durchzuführen, sollten Sie mit sich selbst einen Vertrag schließen. Am besten setzen Sie ihn schriftlich im folgenden Wortlaut auf:

»Ich werde für den Zeitraum von sechs Monaten höchstens an drei Tagen in der Woche und an keinem Tag mehr als 50g Alkohol (Frauen 25 g) zu mir nehmen. Das sind entweder

- maximal 2 (1) Gläser mit jeweils 0,2 l Wein oder Sekt (bis 12 Vol.-%) oder
- maximal 4 (2) Gläser mit jeweils 0,25 l Bier (bis 5 Vol.-%) oder
- maximal 2 (1) Gläser mit jeweils 0,25 l Starkbier (bis 10 Vol.-%) oder
- maximal 4 (2) Gläschen mit jeweils 2 cl Schnaps.

Entsprechende Obergrenzen gelten auch für andere alkoholhaltige Getränke und Nahrungsmittel. Ich kann die Getränkearten mischen, also zum Beispiel ein Glas Bier, ein Glas Wein und ein Gläschen Schnaps. Für Frauen gilt die Hälfte. Für jeden Tag, an dem ich Alkohol getrunken habe, mache ich einen Vermerk im Kalender.

- Wenn ich die Vorgaben des Tests einmal nicht einhalte, kann ich nicht mehr zu jeder Zeit kontrolliert trinken und bin möglicherweise alkoholgefährdet. Ich sollte die Testphase auf insgesamt ein Jahr ausdehnen und ab sofort alle Trinkanlässe und Trinkmengen genau dokumentieren (beispielsweise in Form eines Trink-Tagebuchs), um mehr Bewusstheit und Kontrolle über mein Trinkverhalten zu erlangen.
- Wenn ich die Testvorgaben zweimal oder häufiger nicht einhalte, bin ich wahrscheinlich alkoholgefährdet und sollte mich um ein Hilfsangebot bemühen.«

Unterstützung durch einen neutralen Dritten

Suchen Sie sich im Freundes- oder Verwandtenkreis jemanden als Unterstützung oder »Sponsor«, mit dem Sie ehrlich und offen über Ihre Erfahrungen mit dem Test reden können. Das könnte ein Freund sein, von dem Sie sicher sind, dass er ein eher distanziertes Verhältnis zum Alkohol hat und an Ihrem Wohlergehen interessiert ist. Es könnte auch ein Verwandter sein, der allerdings nicht in ständigem Kontakt mit Ihnen und Ihrer Familie stehen sollte (beispielsweise ein Bruder oder eine Schwester in einer anderen Stadt), der Hausarzt, der Pfarrer, ein Suchtberater oder eine andere Person Ihres Vertrauens. Diese Person sollte keinesfalls selbst viel trinken, nicht zur engeren Familie gehören oder geschäftlich oder finanziell von Ihnen oder Ihrer Familie abhängig sein.

Wenn Sie möchten, können Sie der Beziehung zwischen sich und dem Sponsor bezüglich dieses Tests einen offizielleren Charakter geben, indem Sie ihn bitten, Ihren Vertrag mit sich selbst auch zu unterzeichnen.

Vereinbaren Sie mit Ihrem Sponsor möglichst vorab schon, welches konkrete Hilfsangebot Sie in Anspruch nehmen wollen, falls Sie den Test nicht bestehen. Legen Sie mit ihm für diesen Fall konkrete Fristen fest, sowohl für die Inanspruchnahme des Hilfsangebots als auch für die weiteren Informationen über die Suchtberatung oder Therapie an ihn.

Folgerungen aus dem Persönlichen Alkohol-Konsum-Test

Wenn Sie den PAKT mühelos absolvieren können, sind Sie wahrscheinlich nicht alkoholgefährdet. Sie dürfen dies jedoch nicht als Garantie für alle Zeiten missverstehen. Wir empfehlen Ihnen stattdessen, auch in Zukunft weder die Trinkmengen noch die Zahl der Anlässe zu steigern und sich in diesem Buch über die Folgen erhöhten Alkoholkonsums zu informieren.

Wenn Sie den Test nicht schaffen, müssen Sie von einem – wie auch immer gelagerten – Alkoholproblem ausgehen. In den folgenden Kapiteln finden Sie viele verschiedene Hilfsangebote beschrieben, die für Sie in Frage kommen.

Zusammenfassung

Ein PAKT mit sich selbst

Um eine realistische Einschätzung der möglichen Alkoholproblematik zu bekommen, wird Ihnen der Persönliche Alkohol-Konsum-Test PAKT an die Hand gegeben. Zentral darin ist ein Vertrag mit sich selbst, durch den Sie sich verpflichten, eine bestimmte Trinkmenge einzuhalten und höchstens dreimal in der Woche Alkohol zu konsumieren. Ein »Sponsor« sollte Sie dabei unterstützen. Sie stellen sich mit dem PAKT quasi unter den Zwang des »normalen« oder moderaten Trinkens über einen langen Zeitraum.

Folgerungen aus dem PAKT

- Wer den Test mühelos schafft, hat höchstwahrscheinlich kein Alkoholproblem.
- Wer Schwierigkeiten damit hat oder einmal den Vertrag nicht einhält, sollte den Zeitraum zur weiteren Abschätzung verlängern.
- Wer zwei- oder mehrmals den Vertrag mit sich selbst nicht einhalten kann, muss von einer Alkoholproblematik ausgehen, sollte sich in den folgenden Kapiteln genau über vorhandene Hilfsangebote informieren und eines davon in Anspruch nehmen.

5.
Mäßigung oder Abstinenz?

Den im nächsten Kapitel aufgelisteten Hilfsangeboten liegt überwiegend die Grundannahme zugrunde, dass Alkoholabhängigkeit – wie weiter oben bereits geschildert – in ihren verschiedenen Formen nur durch völlige Abstinenz zu heilen sei. Sie leitet sich ab aus über 60 Jahren Erfahrung, die die Selbsthilfegruppen auf diesem Gebiet sammeln konnten, aber auch von wissenschaftlichen Forschungen zum Thema Alkoholismus.

Der herkömmliche Ansatz: Absolute Abstinenz

Die Verfechter des herkömmlichen Ansatzes sehen als einzig mögliches Ziel für Abhängige nur die absolute Abstinenz von allen stimmungsverändernden Substanzen – und zwar ohne Kompromisse. Rückfälle sind unter allen Umständen zu vermeiden. Für einen Alkoholabhängigen gibt es nur zwei Möglichkeiten: sich zu Tode zu trinken oder auf Dauer abstinent zu werden. Abstinenz hat oberste Priorität in der Lebensplanung. Ihre dauerhafte Grundlage ist eine zufriedene Nüchternheit, die man täglich aufs Neue erwerben muss. Bereits der Wunsch zu trinken ist Zeichen eines drohenden Rückfalls.

Menschen, die sich selbst als Alkoholiker bezeichnen, berichten übereinstimmend, dass sie auch nach längeren Abstinenzphasen – sechs Monate, zehn oder zwanzig Jahre – suchtgefährdet blieben, unabhängig von ihrer Familiensituation, ihrem beruflichen Erfolg oder ihrer gesellschaftlichen Stellung, die sie in diesen abstinenten Jahren erreicht hatten.

Typische Rückfallschilderungen lauten dann so: »Nach der ersten Weinbrandbohne (oder dem ersten Glas Bier) überkam mich ein unwiderstehliches Verlangen und ich hing sofort wieder voll an der Flasche.« Oder so: »Am ersten Abend hörte ich nach ein, zwei Gläsern vor Schreck auf, am zweiten Abend testete ich schon die Wirkung von drei, vier Gläsern, spätestens aber beim zehnten Mal (oder in der nächsten Stresssituation) endete ich im Vollrausch.«

Die Erfahrung dieser Alkoholiker spricht dafür, dass der Alkoholkranke das Stadium seiner Krankheit konserviert, egal wie lange er danach abstinent ist oder wie sehr sich seine körperliche und psychosoziale Situation gebessert hat.

Ein alternativer Ansatz: Moderates Trinken

In jüngster Zeit beginnt sich aber ein anderer Ansatz zu etablieren, bei dem man davon ausgeht, dass Problemtrinker und Abhängige u. U. wieder die Kontrolle über das eigene Trinkverhalten erlangen können. Ihre Argumente lauten:

– Die Ergebnisse der Therapie- und Rückfallforschung bei Alkoholikern zeigen seit vielen Jahren, dass es nur etwa einem Drittel der Behandelten möglich ist, auf Dauer abstinent zu bleiben. Ein Drittel bessert sich im Trinkverhalten, ein Drittel behält oder verstärkt seine problematischen Trinkmuster. Wenn man also nur absolute Abstinenz für die einzig mögliche Lösung hielte, wäre die Therapie in zwei Dritteln der Fälle erfolglos.

- Tatsache ist aber, dass bei einem Drittel der Behandelten ein positiv verändertes Trinkverhalten feststellbar ist und keineswegs jeder Trinkanlass (im Krankheitskonzept Rückfall genannt) automatisch zu Trinkexzessen führt. Die Meinung vieler trockener Alkoholiker, dass die erste Weinbrandbohne automatisch wieder zu exzessivem Trinken führen muss, wird durch die Rückfallforschung nicht bestätigt. Dementsprechend ist innerhalb dieses alternativen, meist systemisch-lösungsorientierten Ansatzes absolute Abstinenz nicht das einzig mögliche Therapieziel und schon gar nicht die Voraussetzung für eine Therapie. Die Therapieziele orientieren sich an den Möglichkeiten des Abhängigen. Alle Lösungen sind erfolgreich, die eine Verbesserung im Befinden des Abhängigen darstellen.
- Für einen nicht unerheblichen Teil von Alkoholabhängigen ist dauerhafte Abstinenz keine realistische Zielsetzung. Wer sie mit einer Alles-oder-nichts-Haltung überfordert, programmiert ständig Misserfolge, die ihr bereits lädiertes Selbstwertgefühl zusätzlich schwächen. Auch graduelle Verbesserungen des Trinkverhaltens und ihrer sozialen Situation sowie eine verbesserte Kommunikation über die Ursachen und Folgen des Trinkens stellen Fortschritte für Abhängige, Bezugspersonen und Therapeuten dar.

Unterstützung bei moderatem Trinken

Die meisten Suchtberatungsstellen und Selbsthilfegruppen erwarten von Ihnen Abstinenz bzw. den Wunsch nach Abstinenz als Voraussetzung für Beratung oder Behandlung. Falls Sie sich nicht für sofortige Abstinenz entscheiden wollen, können Sie sich trotzdem Unterstützung für die Verbesserung Ihrer Lebenssituation suchen. Wir empfehlen Ihnen, sich an einen Psychotherapeuten mit Erfahrung in systemisch-lösungsorientierter Therapie und Suchtbehandlung zu wenden (siehe dazu auch Abschnitt »Systemisch-lösungsorientierte Ansätze« in Kapitel 7). Unseres Wissens gibt es für Sie darüber hinaus in dieser Situation wenig Angebote. Selbsthilfegruppen für moderates Trinken wie in den USA haben sich hierzulande noch nicht gebildet.

Ein erfahrener Therapeut wird sich den Phasen zuwenden, in denen Sie viel Alkohol getrunken haben, aber auch intensiv nachfragen, wie Sie es geschafft haben, dazwischen – in den verschiedensten Situationen – nüchtern zu bleiben oder nach ein, zwei Gläschen »den Absprung zu schaffen«. Wichtig wird es außerdem werden, sich mit den seelischen und sozialen Veränderungen zu beschäftigen, wenn Sie (zu) viel getrunken haben. Ziehen Sie sich dann eher zurück oder werden Sie lustig und gesellig? Trinken Sie eher in Frustsituationen oder wenn es etwas zu belohnen gibt?

Über eine Menge solcher und ähnlicher Fragen können Sie der Bedeutung, die Alkohol in Ihrem Leben gewonnen hat, auf die Spur kommen – natürlich nur, wenn Sie ehrlich zu sich und Ihrem Gegenüber sind. Danach werden Sie Situationen auswählen, in denen Sie etwas Neues ausprobieren wollen – weniger trinken oder ganz ohne Alkohol auskommen. Diese Erfahrungen können Sie dann auf andere Lebensbereiche übertragen. Oder Sie stellen andere, ganz individuelle Ziele oder Regeln für sich auf und suchen gemeinsam nach Strategien, wie Sie sie erreichen können.

Machen Sie sich nichts vor

Bei allen Bemühungen um moderates Trinken besteht die große Gefahr, dass Menschen mit Alkoholproblemen sich und ihrer Umgebung weiterhin etwas vormachen, denn Phasen des mehr oder weniger kontrollierten Trinkens kommen bekanntlich auch in der fortgeschrittenen Abhängigkeit vor. Deswegen möchten wir nochmals dringend empfehlen, Ihr Vorhaben im kritischen Dialog mit Suchtexperten durchzuführen.

Dass diese Anstrengungen scheitern können, sollte Ihnen gleichfalls bewusst sein. Danach sehen Sie jedenfalls klarer, was Sie nun zu tun haben. Möglicherweise werden Sie sich in diesem Fall aus eigener Überzeugung für Abstinenz entscheiden können.

Abstinenz oder moderates Trinken? – Ein Brückenschlag

In den USA, die bei der Entwicklung von Suchtphänomenen und deren Behandlung Europa um 10 bis 20 Jahre voraus sind, entstehen seit einiger Zeit Selbsthilfegruppen wie MM (Moderation Management) und professionelle Therapieansätze, die für einen Teil der Problemtrinker moderates Trinken zum Ziel haben.

Amerikanische Traditionalisten berufen sich dagegen auf mehr als 50 Jahre erfolgreiches Wirken der Anonymen Alkoholiker und abstinenzorientierter Therapieeinrichtungen. Sie halten die Botschaft, dass Alkoholiker moderates Trinken lernen können, für äußerst gefährlich, weil sie das Leiden vieler Problemtrinker verlängern und die Entwicklung eines alkoholfreien Lebensstils hinauszögern kann.

Andererseits hat eine 1990 veröffentlichte Studie des »American Institute of Medicine« deutlich gemacht, dass eine einzige Behandlungsform (und Selbsthilfeorganisation) nicht den Anspruch erheben kann, für alle Problemtrinker und Abhängigen gleichermaßen effektiv zu sein, und dass eine größere Vielfalt von Therapie- und Selbsthilfeangeboten angestrebt werden sollte.

Zur Zeit werden die unterschiedlichen Sichtweisen von Alkoholabhängigkeit noch wie Glaubensfragen diskutiert; dabei kommt es auf beiden Seiten zu Extremen:

– Wer in Selbsthilfegruppen viele Jahre die gleichen pathetischen Sätze und rigiden Vorstellungen über den »einzigen Weg« zur Nüchternheit von sich gibt und das Gruppendogma eifrig gegen Abweichler verteidigt, ist zwar höchstwahrscheinlich tro-

cken. Doch wenn er bei all denen Rückfälligkeit vermutet, die diese Einseitigkeit nicht aushalten und der Gruppe daraufhin fern bleiben, sieht er sich und sein Handeln nicht wirklich mit »nüchternem« Blick.
- Wer als systemischer Psychotherapeut der Familie eines Alkoholikers rät, die großen Biergläser wegzuwerfen, damit dieser sich an kleinere Portionen gewöhnt, hat fraglos die Überraschung auf seiner Seite. Wenn er allerdings seine »Verschreibung« als Beispiel für gelungene Arbeit interpretiert, weil die Familie keine weiteren Therapiesitzungen mit ihm vereinbart, macht er es sich zu einfach.

Pragmatisch betrachtet lässt sich mit den unterschiedlichen Auffassungen von Abstinenz und Rückfall recht gut leben:

- Diejenigen, für die es nur ein »alles oder nichts« gibt, sollten den Weg der Abstinenz gehen. Außerdem sind sie gut beraten, Therapeuten und Selbsthilfegruppen aufzusuchen, die diese kompromisslose Haltung unterstützen.
- Diejenigen, die von der Notwendigkeit zur absoluten Abstinenz nicht überzeugt sind und sich durchaus vorstellen können, ihr Trinkverhalten noch oder wieder unter Kontrolle zu bringen, deren soziales Umfeld, deren Seele und deren Stoffwechselorgane weitere Trinkexperimente verkraften können, haben offensichtlich noch Spielräume. Um abzuklären, ob sie sich nicht etwas vormachen, sollten sie ihre Trinkerfahrungen und die Ursachen und Folgen ihres Trinkens allerdings kritisch und aufrichtig reflektieren, und zwar am besten mit Therapeuten oder in Therapiegruppen, bei denen Experimentieren möglich ist, die aber gleichfalls viel Erfahrung mit Sucht aufweisen. In den gängigen Selbsthilfegruppen dagegen werden sie wahrscheinlich wenig Toleranz für diese Experimente finden.

Manchmal kann man allerdings auch in Selbsthilfegruppen den Rat an »Halbnasse oder Halbtrockene« hören, dass sie vorerst noch weitertrinken sollten, um Klarheit über den Grad ihrer Abhängigkeit zu gewinnen. Wenn dies nicht belehrend und überheblich, sondern unterstützend gemeint ist, liegt man ja damit gar nicht so weit weg von den lösungsorientierten Therapieansätzen: Wer sich nicht für Abstinenz entscheiden will, hat offensichtlich noch Experimentierbedarf.

Zuammenfassung

Die Gräben zwischen den Vertretern des Krankheitskonzepts – mit der für Heilung der Abhängigkeit notwendigen lebenslangen und absoluten Abstinenz – auf der einen und den lösungsorientierten Therapeuten auf der anderen Seite, die auf geringe Erfolgsraten der herkömmlichen Behandlungen und die Unwissenschaftlichkeit des »Mythos Kontrollverlust« verweisen, sind tief, jedoch nicht unüberbrückbar. Beide Konzepte haben ihre Richtigkeit und können sinnvoll in die Arbeit mit Menschen, die unter Alkoholproblemen leiden, integriert werden.

- Wer sich (noch) nicht für Abstinenz entscheiden kann, weil er noch über ausreichende innere bzw. äußere Kraftreserven verfügt, trotzdem aber sein Trinkverhalten überprüfen und verändern möchte, kann mit dem Ansatz »moderates Trinken« und einem lösungsorientierten Therapeuten arbeiten und seine persönlichen Ziele verfolgen.
- Wer genügend Experimente hinter sich hat oder sich körperlich, seelisch und sozial aufgrund von Alkohol »am Ende« fühlt, wird sich besser für Abstinenz entscheiden und ein entsprechendes Unterstützungsangebot auswählen.

6.

Hilfsangebote und Wege aus der Abhängigkeit

Wie stark Sie tatsächlich alkoholgefährdet sind, ob Sie leichter oder fortgeschrittener Problemtrinker oder bereits Alkoholiker sind, ist für Sie selbst wie auch für Ihre Freunde, Kollegen oder Angehörigen nur schwer zu beurteilen. Sollten Sie bei der Durchführung des Persönlichen Alkohol-Konsum-Tests jedoch gesehen haben, dass Sie nicht in der Lage sind, entsprechend kontrolliert zu trinken, ist es auf jeden Fall ratsam, eines der Hilfsangebote in Anspruch zu nehmen, die im Folgenden beschrieben werden. Eine Übersicht erhalten Sie in Grafik 2.

Grafik 2: Übersicht Hilfsangebote

Problemtrinker (Alpha-, Beta-Trinker)	• niedergelassener Arzt • Psychologe/Psychotherapeut • Suchtberatungsstelle
Alkoholabhängige (Gamma-, Delta-, Epsilon-Trinker)	• Selbsthilfegruppe • Suchtberatungsstelle • Entgiftung im Krankenhaus • Ambulante Therapie in der Beratungsstelle • Stationäre Therapie in der Sucht-Klinik

Wie groß Ihr Problem ist und was Sie dagegen tun können, lässt sich am besten mit Hilfe von Suchtexperten klären. Suchtexperten sind zum einen die professionellen Suchtberater der unten beschriebenen Beratungsstellen und jene Ärzte und Psychotherapeuten, die für die Diagnose und Behandlung von Alkoholproblemen ausgebildet sind; zum anderen die Experten in den Selbsthilfegruppen, die ihr Wissen durch eigenes Erleben erworben haben. Beide Expertengruppen kennen sich sehr gut mit dem Thema aus und haben den Vorteil, neutral zu sein – das heißt, sie sind weder mit Ihren Problemen noch mit denen Ihrer Angehörigen und Freunde in irgendeiner Weise verflochten.

Niedergelassene Ärzte

Vielleicht ist der Hausarzt Ihr erster Gesprächspartner. Nur: Die meisten Ärzte stehen bis auf den heutigen Tag in einer Beziehung zum Alkohol, die von Unkenntnis, Ablehnung oder Verharmlosung gekennzeichnet ist. Die Gefahr ist groß, dass Sie an einen Arzt geraten, dem das Thema unbekannt oder unangenehm ist, der wenig Zeit oder keine Ausbildung für konstruktive Patientengespräche hat und Sie mit Medikamenten oder ein paar Ratschlägen (»Nicht zu viel trinken, vor allem nicht auf nüchternen Magen!«) abspeisen will.

Geraten Sie an einen Arzt, der etwas von Sucht versteht, wird er Ihnen sagen können (Ihre Aufrichtigkeit vorausgesetzt), wie weit fortgeschritten Ihre Alkoholabhängigkeit ist. Kennt er sich mit der Krankheit Alkohol aus, wird er von Selbsthilfegruppen und Beratungsstellen berichten, die auf diese Problematik spezialisiert sind. Vielleicht wird er auch auf Wege zur ambulanten oder stationären Therapie hinweisen und Ihnen eine Kontaktperson nennen, die Ihnen weiterhilft.

Wer sich bei seinem eigenen Hausarzt unsicher ist, ob dieser etwas von Sucht versteht, kann sich auch im Freundes- oder Bekanntenkreis umhören, ob jemand einen entsprechend interessierten und informierten Arzt kennt. Auch die Krankenkassen können eine entsprechende Auskunft geben und Adressen nennen.

Selbsthilfegruppen

Es gibt nicht *den* einen richtigen Weg aus der Sucht. Neben den professionellen Angeboten der ambulanten und stationären Therapie bieten die zahlreichen Selbsthilfegruppen eine sinnvolle Alternative für Alkoholabhängige mit klarer Entscheidung zur Abstinenz. Diese können sie in der Motivations-, Therapie- und Nachsorgephase unterstützen, aber auch durchaus eine professionelle Behandlung ersetzen.

In Kapitel 8 – »Hilfe zur Selbsthilfe« werden Sie eine eingehende Beschreibung der einzelnen Selbsthilfeangebote finden.

Psychotherapien

Ein weiterer Weg führt über das Branchenbuch und die Rubrik, unter der psychologische oder ärztliche Psychotherapeuten aufgelistet sind. Diese sollten Sie allerdings bereits am Telefon fragen, ob sie Erfahrungen in der Behandlung von Suchtproblemen haben.

Marlene M. tut genau dies nicht. Sie sucht wegen ihrer Depressionen einen Therapeuten auf und bleibt ca. ein Jahr bei ihm in Behandlung. Dass sie oft massiv Alkohol eingesetzt hatte und dies auch weiterhin tut, um aktuelle Krisen überstehen zu können, spricht sie nur am Rande an. Sie selbst sieht ihre Alkoholproblematik nicht im Vordergrund und dass der vermeintliche Fachmann nicht darauf eingeht, beruhigt sie.

Mit den Depressionen kann sie zwar nach der Therapie besser umgehen; doch bleibt Alkohol ein treuer Begleiter. Im Verlauf einer späteren Ehekrise stürzt sie vollständig ab.

Kennt sich der Psychotherapeut mit Sucht aus, können Sie in einer ambulanten Kurzzeit- (bis zu 25 Sitzungen) oder Langzeittherapie (25 bis 50 und mehr, je nach Therapierichtung) den Hintergründen Ihres Trinkens auf die Spur kommen und lernen, mit Gefühlen besser umzugehen, sich selbst deutlicher wahrzunehmen und neue Lösungen für Ihre Probleme zu finden. Dabei sollte immer wieder das Suchtmittel und seine spezielle Funktion für Sie im Vordergrund stehen.

Im Verlauf der Therapie können Sie beispielsweise erkennen, dass es gar nicht schlimm ist, hin und wieder einen Fehler zu machen oder zu versagen, und lernen, mit welchen anderen Entspannungsmöglichkeiten sich ein Abend schöner und zufriedener gestalten lässt. Auch die Wurzeln eines Partnerschaftskonflikts werden vielleicht freigelegt und neue Kommunikationsformen ausprobiert. Ihre Ängste lassen sich gezielt behandeln und sexuelle Schwierigkeiten werden ansprechbar.

Psychotherapie ist allerdings kein Allheilmittel. Sie beinhaltet Chancen für Sie, eine katastrophale und zerstörerische Entwicklung aufzuhalten und in eine andere Richtung zu lenken, wenn Sie zur ehrlichen Auseinandersetzung mit sich selbst und Ihren Problemen bereit sind.

Angebote der Beratungsstellen

In den Suchtberatungsstellen, deren Träger fast immer Kommune, Land oder Wohlfahrtsverbände sind, arbeiten Sozialpädagogen, Sozialarbeiter und Diplom-Psychologen, von denen ein Teil eigene Suchterfahrungen mitbringt und therapeutische Zusatzausbildungen absolviert hat. Adressen und Öffnungszeiten der Beratungsstellen sind beim gut informierten Hausarzt, bei der Krankenkasse oder beim Gesundheitsamt (wo oft auch Fachstellen für Sucht etabliert sind), in den örtlichen Zeitungen und beim Blick ins Telefonbuch (unter den Stichworten Abhängigkeit, Alkohol, Arbeiterwohlfahrt, Beratung, Caritas, Diakonie, Drogen, Medikamente, Psychologisch, Psycho-sozial, Sucht, Therapie/therapeutisch u. ä.) zu erfahren.

Dass viele Beratungsstellen auch mit von anderen Drogen Abhängigen arbeiten, sollte Sie nicht vor der Kontaktaufnahme zurückschrecken lassen. Denn Alkohol ist zwar eine legale, aber nicht minder gefährliche Droge von gesundheitsschädigender und süchtig machender Wirkung.

Sprechen Sie über Ihre Ängste

Wie auch immer Sie anfangs die Beratungsstelle aufsuchen – leicht angetrunken, weil es anders nicht gegangen wäre, oder nüchtern-zittrig: Ängste werden vorhanden sein und sollten angesprochen werden. Angst stellt einen wichtigen, wenn nicht den zentralen Aspekt des vorhandenen Gefühlschaos dar und wurde seit viel zu langer Zeit mit dem falschen Freund Alkohol weggespült.

Sie können Ihrem Gesprächspartner in der Beratungsstelle mitteilen, dass Sie es nicht mehr aushalten, dass Sie an der Schwelle zwischen Weitertrinken und Aufhören stehen und Hilfe bei der Entscheidung brauchen. Sie lernen so die Entlastungsmöglichkeit eines ehrlichen Gesprächs kennen und vielleicht gelingt es Ihnen danach besser, die unangenehmen Gefühle trocken zu ertragen und auch in den Beratungsstunden anzusprechen.

Am Anfang werden in der Beratungsstelle Lebenslauf und Suchtgeschichte, aber auch aktuelle Fragen und Krisen, Schulden und rechtliche Probleme angesprochen. Wenn möglich werden Ihnen konkrete Hilfsangebote gemacht, um diese Probleme zunächst in den Griff zu bekommen. Danach werden regelmäßige Gespräche zur allgemeinen Stabilisierung stattfinden. Im Idealfall finden parallel dazu kontinuierliche Besuche bei einer Selbsthilfegruppe (oder bei einer Gruppe in der Beratungsstelle) statt. Die Anfangsphase dient dazu, sich klar zu werden, was Sie wollen:

- Erst einmal weiterzumachen wie bisher – zwar zunächst abstinent, aber mit der leisen Hoffnung auf kontrolliertes Trinken, wenn die gröbsten Probleme erst einmal bewältigt sind;
- oder aber zu der Entscheidung zu kommen, dass es reicht: genug der falschen Hoffnungen, genug der endlosen Steh-auf-Versuche und Katastrophen. Dann wäre es ratsam, den Kontakt mit der Beratungsstelle auf eine dauerhafte und festere Basis zu stellen und beispielsweise eine ambulante Therapie in Angriff zu nehmen.

Entgiftungsmöglichkeiten

Sollte sich herausstellen, dass Alkohol für Sie ein Problem darstellt und Sie Abhängigkeitssymptome aufweisen, wird man Ihnen raten, sich zunächst einer Entgiftung zu unterziehen.

Da eine Entgiftungsbehandlung bei körperlicher Abhängigkeit notwendig und manchmal lebenserhaltend ist (in früheren Zeiten war bei plötzlicher Alkoholabstinenz ohne medikamentöse Hilfe der Tod nicht selten die Folge), sollten die Chancen und Risiken, die damit verbunden sind, kurz beleuchtet, aber auch das nicht seltene Missverständnis aus der Welt geräumt werden, mit einer Entgiftung hätten Sie etwas gegen Ihre Alkoholabhängigkeit getan!

Ambulante Form der Entgiftung

Wenn der Grad von körperlicher Abhängigkeit noch nicht so ausgeprägt ist (kein starkes Zittern, Schwitzen u. ä. bei Weglassen des Alkohols) bzw. nur geringe Entzugssymptome zu erwarten sind, kann die Entgiftung bei einem Hausarzt oder Facharzt ambulant durchgeführt werden. Sie erhalten dann täglich eine Medikamentendosis, die Ihrem Körper den Übergang von den hohen Alkoholdosen auf Null erleichtert. Meist wird Distraneurin verabreicht, ein Medikament mit hoher Wirksamkeit, aber auch mit einem starken Suchtpotential.

Genau hier liegt der Haken: Viele steigen bei ihren Entgiftungsbemühungen auf Medikamente um, werden zusätzlich medikamentenabhängig und pendeln später zwischen »Pulle und Pille« hin und her. Ärzte fördern oft diese Form der Suchtverlagerung, denn Abhängigkeit ist, wie bereits beschrieben, ein Tabuthema in Arztpraxen. Wer Ihnen die Wochenpackung »Distras« mitgibt und sagt: »Aber nicht mehr nehmen, als in der Packungsbeilage steht«, ist für Sie in dieser Situation als Arzt ungeeignet!

Stationäre Form der Entgiftung

Einige der genannten Probleme werden dem Patienten bei einer stationären Entgiftung nicht begegnen. Eine auf Entgiftung spezialisierte Abteilung (oft in den psychiatrischen Landeskrankenhäusern angesiedelt) wird Medikamente nur bei Bedarf und in richtiger Dosierung verabreichen. Weitere Pluspunkte sind: ausreichende Erfahrung mit Abhängigen, Zusammenarbeit mit Therapieeinrichtungen und Selbsthilfegruppen, Motivationsarbeit und Gesprächsangebote mit geschultem Fachpersonal.

Leider wollen viele Abhängige nicht in die Psychiatrie, wo sie dem Elend anderer, noch stärker abgebauter Alkoholiker mit Hirnschwund und Leberzirrhose ausgesetzt sein könnten. Oder sie haben die unbegründete Befürchtung, dass sie mit den schwer psychiatrisch Kranken konfrontiert werden. Tatsache ist jedoch, dass die Entgiftungsabteilungen räumlich und organisatorisch von anderen Stationen getrennt sind. Fachkompetenz und Erfahrung begegnen Ihnen eher hier als im regionalen Allgemeinkrankenhaus mit seinen vielleicht 10 bis 15 Entgiftungen im Jahr.

Entgiftungen dauern zwischen wenigen Tagen und einigen Wochen, je nach Schwere der Entzugssymptome. Auf vielen Entgiftungsstationen wird auch eine Vorbereitung auf die stationäre Suchttherapie angeboten. Sie sollten diese Chance nutzen, vor allem wenn dadurch eine nahtlose Verlegung in die therapeutische Einrichtung möglich wird. Denn in diesem Niemandsland zwischen »Schon-trocken und Noch-nicht-ganz-nüchtern« werden viele rückfällig und kommen dann mit ein bis zwei Promille in die Therapie (wenn sie überhaupt ankommen).

Die wichtigsten sozial- und arbeitsrechtlichen Aspekte

Alkoholabhängigkeit ist eine seit 1968 in Deutschland anerkannte Krankheit im Sinne der Sozialgesetzgebung. Alkoholabhängige haben grundsätzlich Anrecht auf Therapiemaßnahmen: auf Entgiftung und deren Bezahlung durch die Krankenkasse und auf Entwöhnungsbehandlung, die in der Regel die Rentenversicherung finanzieren muss.

Auch arbeitsrechtlich wird Alkoholabhängigkeit als Krankheit eingestuft. Die Rechtsprechung ist immer im Fluss, zeigt aber in den letzten Jahren folgende Tendenz:

- Alkoholabhängigkeit wird in der Regel nicht mehr als selbstverschuldet betrachtet (außer bei Rückfällen).
- Lohnfortzahlung ist fast immer gewährleistet.
- Verhaltensbedingte Kündigung ist nur unter extremen Bedingungen (schwere Pflichtverletzungen) möglich, weil alkoholbedingtes Fehlverhalten als Symptom der Abhängigkeit gewertet wird.
- Gekündigt werden kann in der Regel nur personenbedingt, wenn der Alkoholabhängige die ihm angebotenen Rehabilitationsmaßnahmen verweigert oder trotz dieser rückfällig wird (schlechte Genesungsprognose) und für den Arbeitgeber unzumutbare Bedingungen entstehen.

Während Antabus (ein Medikament, das bei gleichzeitigem Alkoholgenuss Übelkeit verursacht) in den letzten Jahren zunehmend an Bedeutung verloren hat, drängt zur Zeit die sogenannte Anti-Craving-Substanz »Acamprosat« (Handelsname »Campral«) auf den Markt, die eine Linderung des »Saufdrucks« (im Englischen »craving«) bewirkt. Untersuchungen zeigten eine deutliche Reduzierung der Rückfallhäufigkeit nach einer Entgiftung, wenn Acamprosat verabreicht wurde. Das Mittel, das in den Molekularhaushalt des Gehirns eingreift, soll dabei kein eigenes Suchtpotential besitzen, sondern ausschließlich von der Gier nach Alkohol befreien, die viele Trinker nach dem Trockenwerden immer wieder packt.

Doch ist es zu früh, abschließende Urteile über Acamprosat fällen zu können. Bekannt ist die Euphorie, die immer dann um sich greift, wenn ein neues »Wundermittel gegen die Sucht« erfunden wird, wie zum Beispiel bei Antabus oder der Psycho-Pille »Fluctin«, die seit einigen Jahren in den USA (dort »Prozac« genannt) vorherrschend ist und von Millionen konsumiert wird, um das seelische Gleichgewicht wiederherzustellen. Die gleiche Gefahr besteht auch bei Acamprosat: Den Betroffenen wird vorgegaukelt, dass sie leicht den Weg aus dem Desaster finden – sie müssen nur etwas schlucken und schon läuft es wieder wie in den besten Zeiten (oder noch besser als je zuvor).

Schön, wenn es so wäre. Tatsache ist, dass sich mancher Junkie zur regelmäßigen Substitution mit Methadon noch den »kleinen Kick drauf« mit Heroin besorgt und dass sich Trinker während der Entgiftung mit Distraneurin zusätzlich ein paar Cognacs genehmigen, weil »die so gut tun«. Ähnlich können die neuen Medikamente missbraucht werden, um relativ bequem in der Sucht verharren zu können und nichts grundlegend verändern zu müssen.

Allerdings wird es wahrscheinlich auch immer Menschen geben, die ihrer Sucht nichts entgegensetzen können – aus welchen Gründen auch immer. Für sie kann die Substitution durch Medikamente, die ihnen eine sozial gesicherte und einigermaßen menschenwürdige Existenz ermöglicht, eine sinnvolle Therapieform sein.

Ambulante Suchttherapie

Diese Form der Behandlung von Alkoholabhängigkeit durch anerkannte Beratungsstellen wird seit einigen Jahren von den Rentenversicherungsträgern als Alternative zur stationären Entwöhnungsbehandlung bezahlt, wenn beim Abhängigen bestimmte Voraussetzungen erfüllt sind:

- Es sollte sich um eine kürzere Suchtgeschichte ohne körperliche oder psychiatrische Folgeschäden handeln, mit ausreichender Motivation zu selbständigen Veränderungsprozessen und der Einsicht, dass der Besuch von Selbsthilfegruppen ein wichtiger Bestandteil der Therapie ist.
- Der Abhängige sollte in Halt gebende soziale Beziehungen (wie Arbeitsplatz und Familie) eingebettet sein, die den Prozess des Nüchtern-Werdens aktiv und konstruktiv begleiten.
- Schließlich sollte der Abhängige bereit und fähig sein, weite Bereiche seines Lebens zu hinterfragen und, wenn nötig, auch tiefgreifende Veränderungen herbeizuführen.

Im vertrauten Umfeld

Während einer ambulanten Therapie bleibt Ihr äußerliches Leben weitgehend erhalten. Sie gehen weiterhin zur Arbeit und sind von Ihrem Partner, Ihrer Familie und Ihren Freunden umgeben. Im Unterschied zum Klinikaufenthalt sind Sie also den Berührungen und Konflikten mit dem vertrauten Umfeld ausgesetzt – wozu auch die vielfältigen Versuchungen zu trinken gehören. Regelmäßig werden Einzel- und Gruppengespräche in der Beratungsstelle geführt, deren Ergebnisse direkt im Alltag ausprobiert und anschließend wieder mit der Gruppe oder mit dem Therapeuten ausgewertet werden können.

In der Begegnung mit erfahrenen Psychotherapeuten und anderen Betroffenen haben Sie die Chance, über Ihre Gefühle und Gedanken zu sprechen, Zusammenhänge des Trinkens zu begreifen und Verhaltensweisen auszuprobieren, die Ihnen nüchtern bislang schwer gefallen sind. Außerdem können Sie schwierige Vorhaben, die Sie mit Ihrer Gruppe vorher besprochen haben, am nächsten Tag konkret in die Realität umsetzen: sei es die lang vermiedene Aussprache mit dem Chef, der ungewohnte Spaziergang mit den Kindern oder der erste intensive Abend mit Ihrem Ehepartner seit Jahren.

Einbeziehung der Angehörigen

Eine ambulante Therapie stellt an alle Beteiligten hohe Ansprüche. Der Betroffene kann weiter trinken, ohne dass es dem Therapeuten sofort auffallen muss, und er kann Geschichten erzählen, die denen aufs Haar gleichen, mit denen er seit Jahren die Familie irregeführt hat. Die Gruppe erlebt den Abhängigen nur wenige Stunden in der Woche und kann ihn deshalb nicht in allen Fällen auf Widersprüche aufmerksam machen und ihn mit seinem möglicherweise noch »nassen« Verhalten konfrontieren. Umso wichtiger ist die konstruktive Einbeziehung von Partnern und Kindern, eventuell auch anderen wichtigen Bezugspersonen in die Therapie.

Nach der ersten Abmahnung hat Walter A. endlich eingesehen, dass er etwas gegen sein Trinken am Arbeitsplatz unternehmen muss. Er ist in letzter Zeit zunehmend launisch und unkonzentriert geworden, vernachlässigt seine Aufgaben und fehlt zu häufig. Jetzt hat er Angst um seinen Job – verständlich bei über 4

Mio. Arbeitslosen! Sein Betriebsrat gibt ihm den Tip, an einer ambulanten Therapiegruppe der örtlichen Beratungsstelle teilzunehmen.

Walter ist eher ein ruhiger Vertreter und spricht in der Gruppe nicht viel. Wenn er etwas berichtet, sind es meist positive Erlebnisse im Betrieb, wo man sein wiedergewonnenes Engagement begrüßt. Als die Gruppe sich einmal sehr intensiv über Partnerschaftsprobleme austauscht, bleibt er der Einzige, der nichts sagt. Sein Gruppentherapeut, dem dies auffällt, lädt ihn daraufhin zu Paargesprächen allein mit seiner Frau in die Beratungsstelle ein.

Während der Paargespräche werden die Probleme der beiden deutlich: Sexuell »läuft« schon seit Jahren nichts mehr, auch sonst haben sich beide stark auseinander gelebt. Da keine Kinder da sind, kommen Walter und seine Frau mit Unterstützung des Therapeuten zu dem Schluss, dass eine Trennung für beide Teile das Bessere wäre.

Walter reagiert auf die Trennung zwar erst einmal mit einem schweren Rückfall, der in seiner Gruppe und in Einzelgesprächen mit dem Therapeuten intensiv aufgearbeitet wird. In der Folgezeit gelingt es ihm aber, seiner Situation und der neugewonnenen Freiheit zunehmend positive Seiten abzugewinnen. In einer der vielen Selbsthilfegruppen, die er besucht, um nicht in Einsamkeit zu verfallen, findet er auch bald eine neue Freundin.

Die Einbeziehung der Partner in die Therapie führt natürlich nicht immer zur Trennung. Im Gegenteil: Oft ist sie eine entscheidende neue Chance für die Beziehung. Als Partner eines Abhängigen können Sie in den Partnergruppen den Austausch mit anderen betroffenen Paaren als überaus entlastend erleben: Zum ersten Mal wird das Schweigen gebrochen und Sie erfahren, dass Sie in Ihrer Hilflosigkeit von der Gruppe unterstützt werden und dass andere Wege möglich sind, als zu lamentieren und Illusionen nachzuhängen. Auch die Kinder können je nach Entwicklungsstand an dem therapeutischen Prozess teilnehmen und Unterstützung finden, um Ängste und Unsicherheiten zu verarbeiten, die durch das Verhalten des Alkoholikers während seiner nassen Zeit verursacht wurden.

Im Idealfall werden sogar Vorgesetzte und Kollegen konstruktiv in den Veränderungsprozess und in Gespräche über die möglichen beruflichen Auswirkungen einbezogen (ein arbeitsrechtlicher Schutz muss dabei natürlich gewährleistet sein).

Ambulant oder stationär?

Die ambulante Therapie steht und fällt mit der Stabilität und aktiven Teilnahme des sozialen Umfeldes: Der seit vielen Jahren arbeitslose Mann, geschieden, ohne festen Freundeskreis außerhalb von Kneipen und ohne regelmäßige Tagesstruktur, ist hier fehl am Platze; ebenso die erwachsene Tochter, die immer noch bei den Eltern wohnt und in deren Eheprobleme verstrickt ist. Aber auch für den karriereorientierten Ehemann mit schwelendem Partnerschaftskonflikt, der sich nicht entspannen kann und schon lange körperlich angeschlagen ist, wäre eine ambulante Therapie ungeeignet.

Bei diesen Menschen würden Suchtberater die Vorteile der stationären Behandlung betonen. Sie ermöglicht, aus dem problematischen und belastenden Umfeld für eine bestimmte Zeit auszusteigen, um mit freiem Kopf neue Kräfte entfalten und alternative Lösungen nicht nur in puncto Suchtverhalten erarbeiten zu können.

Nutzen Sie die vorhandenen Möglichkeiten

Bei kürzeren Alkoholerkrankungen sind die Lebensumstände größtenteils noch stabil und intakt; deswegen sollten sie auch für den Prozess der Neuorientierung genutzt werden. Diese Vorgehensweise kann aber nur zum Erfolg führen, wenn Sie auch bereit sind, sich mit Ihren inneren Problemen auseinanderzusetzen und

Antworten auf die Fragen zu suchen, die Sie mit dem langjährigen Alkoholmissbrauch weggedrängt haben. Dadurch geraten glücklicherweise nicht nur die Schwierigkeiten und Fehler ins Blickfeld. Auch Ihre vielfältigen Potentiale, die sich seit Jahren hinter Schuld, Scham und Versagen verborgen haben, werden plötzlich wieder frei.

Wenn Sie ausgewogen Ihre Stärken und Schwächen betrachten können, haben Sie die Chance für einen wirklichen Neuanfang. In den letzten Jahren war es Ihnen wahrscheinlich nicht mehr möglich, beide Seiten deutlich wahrzunehmen:

- Ihre Stärken und Fähigkeiten, wenn Sie selbstmitleidig und verkatert waren, und
- Ihre wunden Punkte, wenn der Alkoholspiegel stimmte und Sie sich stark und mächtig gefühlt haben.

In dem Moment, in dem Sie beginnen, sich wieder als Mensch mit Hochs und Tiefs, mit Erfolgen und Rückschlägen – auch bei Ihrem Abstinenzvorhaben – zu begreifen, kehren Sie zu einer realistischen Sicht der Welt zurück und schaffen die Grundlage für eine zufriedene Nüchternheit. Die Therapiegruppe bekommt – ähnlich wie die Gruppenabende bei den Selbsthilfeorganisationen – zu diesem Zeitpunkt der ambulanten Therapie eine entscheidende Bedeutung. Mit ihrer Hilfe können Sie entdecken, dass Sie zu den unangenehmen, eher dunklen Seiten Ihrer Persönlichkeit stehen können, ohne die Zuneigung und Akzeptanz der anderen zu verlieren.

Bleiben Sie am Ball

Wer am Ende der ambulanten Therapie steht, hat das Fundament gelegt. Nun geht es daran, das Haus zu bauen. Entweder nutzt der Betroffene die vielfältigen Angebote der Selbsthilfegruppen oder er besucht eine der Nachsorgegruppen, die von vielen Beratungsstellen angeboten werden und der Stabilisierung der neuen

Lösungswege und ihrer dauerhaften Verankerung im Alltag dienen.

Ein Sowohl-als-auch kann in vielen Fällen hilfreich sein: In der Selbsthilfegruppe können Sie neue Kontakte knüpfen und alkoholfreie Aktivitäten über das Gruppengespräch hinaus unternehmen – nach Jahren zwischen Rückzug und Trinkexzessen ein absolutes Muss. In der therapeutischen Gruppe können darüber hinaus Fragen und Schwierigkeiten besprochen werden, die vielleicht erst nach Monaten der Abstinenz auftauchen und professionelle Unterstützung erfordern, wie zum Beispiel Partnerschaftskonflikte, Ängste, sexuelle Störungen oder andere Identitätsfragen, die durch den Alkohol über Jahre verdrängt wurden und nun in zunehmendem Maße ans Licht kommen.

Vorsicht jedoch vor zu hohen Erwartungen und einer zu frühen Auseinandersetzung mit den tieferen Schichten Ihrer Seele! Sie benötigen hierfür einen gewissen Grad an stabiler Nüchternheit, die sich erfahrungsgemäß erst nach drei bis fünf Jahren einstellt.

Stationäre Suchttherapie

Eine weitere Säule des Behandlungsangebots neben den Selbsthilfegruppen und der ambulanten Therapie stellen die stationären Einrichtungen der Suchtkrankenhilfe dar, die in Deutschland in ca. 300 Kliniken mit etwa 17 000 Betten über 30 000 Entwöhnungstherapien pro Jahr durchführen. Auf Druck der Kostenträger begannen die Kliniken Mitte der 80er Jahre, zunehmend differenzierte und wissenschaftlich untermauerte Behandlungskonzepte zu erarbeiten.

Um die vielen Facetten und Fragestellungen rund um die stationäre Suchttherapie deutlich zu machen, wird zunächst auf die wichtigsten Begriffe und Inhalte eingegangen. Im nächsten Kapitel folgt dann ein Überblick über die gängigsten Therapiemethoden in Kliniken und ihre Vor- und Nachteile.

Therapiedauer

Dass Veränderung viel Zeit braucht, wusste man schon immer. Strukturen, die sich beim Menschen über Jahrzehnte gebildet haben, können nicht in wenigen Wochen umgestaltet werden. Allerdings war die Folgerung, die man früher bezüglich der Alkoholismusbehandlung daraus zog, falsch: Jeder Alkoholiker braucht sechs Monate stationäre Therapie; aber dann muss es auch gut sein. Durch dieses starre Raster entstanden bei vielen Abhängigen enorme Widerstände und destruktive Energien; Zeit, Geld und therapeutischer Einsatz wurden vergeudet.

Heute bieten sich zwei Wege an, die auf dem Sektor der stationären Therapie erfolgversprechend etabliert sind:

- Zum einen die Kliniken mit variabler Behandlungsdauer. Sie treffen dort als Patient meist mit einer Kostenzusage von vier Monaten ein und entscheiden nach einigen Wochen – gemeinsam mit den Therapeuten –, wie viel Zeit Sie noch brauchen und investieren wollen. Möglicherweise verlängert sich Ihre Behandlung bis auf sechs Monate (vor allem in tiefenpsychologisch orientierten Einrichtungen) oder aber reduziert sich auf acht Wochen, wenn Sie schnell und zielsicher Ihre Probleme anpacken.
- Zum zweiten gibt es die Kurzzeittherapie (vier bis acht Wochen, meist verhaltensorientiert), in der klar umrissene, individuell formulierte Ziele ins Auge gefasst werden, um die angestrebte Stabilisierung der Abstinenz zu erreichen. Nach Monaten oder Jahren sind dabei erneute therapeutische Maßnahmen möglich, oft auch – zur dauerhaften Festigung – notwendig.

Jedes Therapieverfahren, aber auch jeder Einzelne braucht einen individuellen Rahmen, in dem ein größtmöglicher Erfolg erreicht werden kann. Deshalb sollten Sie – im Dialog mit den Fachleuten – den Zeitrahmen wählen, den Sie brauchen und sich nicht an anderen Abhängigen oder scheinbaren »Zwängen« (»Weihnachten muss ich aber zu Hause sein«) orientieren.

Die Arbeit in der Gruppe stellt das zentrale Element der meisten Suchttherapien dar. Einige Probleme lassen sich aber besser im Einzelkontakt mit den Therapeuten besprechen. Das gilt besonders für Themen, die mit Scham verbunden sind, wie Sexualität, Gewalt oder Missbrauch.

Wenn Sie die anfänglichen Ängste überwunden haben, können Sie die wichtige Erfahrung machen, von einer solidarischen Gruppe auch in kritischen Situationen getragen zu werden. Für die Mehrzahl der Abhängigen wirkt sich eine Gruppentherapie sehr positiv aus, besonders wenn die Vielfalt der Beziehungen untereinander und der reiche Erfahrungsschatz der Einzelnen genügend Raum bekommen. Im Zusammenwirken der Kräfte entsteht eine lebendige Dynamik, die den Anforderungen des Alltags in vieler Hinsicht entspricht. In den Gruppen können viele für die Bewältigung der Sucht entscheidende Fragen aufgeworfen und geklärt werden.

Ob parallel dazu und regelmäßig (oder nur bedarfsorientiert) Einzelgespräche stattfinden, in denen in der Gruppe berührte Themen vertieft werden, ist von Klinik zu Klinik unterschiedlich. Auch wenn Einzelgespräche nicht zum Regelangebot gehören, können Sie in einer professionell arbeitenden Klinik in Krisensituationen immer auf erfahrene Gesprächspartner zurückgreifen. Verhaltens- oder lösungsorientiert arbeitende Einrichtungen bevorzugen meist einzeltherapeutisch begleitete Veränderungsprozesse; dies entspricht ihrer Grundkonzeption.

Daneben gibt es eine Reihe sogenannter Sondertherapien zu den Themen Körper, Sport und Bewegung, Kreativität und Musik sowie Beschäftigung und Arbeit. Diese ermöglichen Ihnen einen unmittelbaren Zugang zu ungenutzten Kapazitäten und unentdeckten Talenten Ihrer Persönlichkeit.

Arbeit mit Angehörigen

Die letzten 10 Jahre der Suchtforschung haben deutlich gezeigt, welch hohen Stellenwert die Angehörigenarbeit hat. Es ist erwiesen, dass Erfolgsquoten und Abstinenzzeiten deutlich steigen, wenn die Partner und Kinder, aber auch Eltern, Kollegen, Vorgesetzte und Freunde – sofern noch vorhanden – in den Therapieprozess einbezogen werden.

Ihre Umgebung hat Sie über Jahre bei Ihrem Trinken begleitet. Oft wurde Ihr Trinken auch direkt (z.B. durch Übernahme von Verantwortung) oder indirekt (durch Vermeidung von Konfrontation und konstruktiven Gesprächen) unterstützt. Wenn Sie nun nach Ihrer stationären Therapie zurückkehren, ohne dass auch Ihr Umfeld sich verändert hat, laufen Sie große Gefahr, rückfällig zu werden.

Angehörigenseminare greifen diese Probleme auf; sie sind vergangenheits- und zukunftsorientiert. Die Partner können hier wieder einmal ehrlich miteinander reden, alte Verletzungen ansprechen und gegenseitige Vorbehalte ausräumen. Sie können konkrete Veränderungen vereinbaren und sind mit ihrem gegenseitigen Misstrauen konfrontiert. Daneben wird meist die Bedeutung von Selbsthilfegruppen für den weiteren Erfolg beider – Angehöriger wie Betroffener – deutlich.

Der Angehörige erfährt vieles über Abhängigkeit und ihre Begleitumstände – und über seine Verstrickungen in die Sucht. Vielleicht wird auch sein Interesse geweckt, diese Themen weiter zu bearbeiten, beispielsweise in der Angehörigengruppe einer Beratungsstelle. Wie auch immer: So wie Sie nicht völlig allein Alkoholiker geworden sind, so werden Sie auch nicht ganz allein nüchtern und stabil.

Kliniken für gleichgeschlechtliche oder gemischte Patientengruppen

Es gibt gemischte sowie reine Männer- und Frauenkliniken. Welche Form die richtige für Sie ist, sollten Sie mit Ihrem Ansprechpartner in der Beratungsstelle klären.

Für die meisten ist die gemischte Klinik die richtige Wahl: Männer und Frauen machen hier eine gemeinsame Therapie, können aber häufig auch getrennte Gruppen besuchen, in denen heikle Fragestellungen in Abwesenheit des anderen Geschlechts behandelt werden.

Menschen mit extremer Partnerschaftsproblematik oder belastenden Erfahrungen in Bezug auf Sexualität können oft in der gleichgeschlechtlichen Klinik ihre Problemfelder unbelasteter angehen. Das gilt auch für Männer und Frauen, die dazu neigen, sich persönlich schwierigen Situationen zu entziehen, indem sie eine intime Beziehung beginnen.

Therapie kann durch die Dichte der Atmosphäre eine Vielzahl von lebendigen Gefühlen auslösen. Überwiegt dabei die Faszination durch Kontakte und neue Lebenslust, so besteht die Möglichkeit, dass sich Patienten Hals über Kopf ineinander verlieben.

Gerda und Karl stehen beide in ihren Ehen vor einem Scherbenhaufen und sehnen sich nach Nähe und Verständnis durch einen Partner. Sie finden schon in den ersten Wochen ihrer Therapie heraus, dass sie gut miteinander reden können und entwickeln mit der Zeit eine enge Beziehung. Alle anderen Kontakte verblassen daneben. Nach acht Wochen brechen beide ihre Therapie ab, weil sie ihnen scheinbar nichts mehr bringt und sie sich gemeinsam stark genug fühlen. Gerda zieht einige Zeit später zu Karl. Als dieser nach sechs Monaten rückfällig wird, lässt sie sich mit in den Strudel ziehen. Über ihre alte Beratungsstelle schafft sie es, erneut eine Therapie zu beantragen, allerdings diesmal in einer Frauenklinik.

Die Tatsache, dass Patienten sich verlieben und darüber die eigentliche Thematik vernachlässigen, wird in vielen Kliniken als Gefahr angesehen. Eine offene Aussprache über die Hintergründe des Verliebens kann den therapeutischen Prozess jedoch auch positiv beeinflussen.

Die Hausordnung

Auf viele wirkt die übliche Hausordnung zunächst einmal abschreckend: Regeln über Regeln, starr und unerklärlich, bis weit in die Intimsphäre hineinragend. Und doch sind sie (meist) sinnvoll und notwendig. Sie koordinieren das Miteinander vieler Menschen auf engem Raum und schaffen für den Therapieerfolg bedeutsame Rahmenbedingungen. Im Folgenden werden wir kurz die wichtigsten Regeln erläutern.

Kontaktbeschränkung: Am Anfang ist es von großer Bedeutung, den Alltag mit seinen Anforderungen zurückzulassen und sich tatsächlich mit der ganzen und ungeteilten Persönlichkeit an der Therapie zu beteiligen. Deshalb unterbinden viele Kliniken den Telefon- und/oder Briefkontakt nach außen in den ersten Tagen bis Wochen oder schränken ihn stark ein. Diese als Schutz gedachte Maßnahme ist für einen neuen und oft stark verunsicherten Patienten wichtig; entsprechende Mitteilungen von zu Hause (»ohne dich komme ich kaum zurecht«) können belasten, ablenken oder sogar einen voreiligen Abbruch verursachen.

Ausgangsbeschränkung: In manchen Einrichtungen werden Sie als Neuankömmling für einige Zeit in Ihrem Aktionsradius eingeschränkt, d.h. Sie dürfen sich außerhalb der Klinik nicht frei und ungebunden bewegen. Auch hier stehen Fürsorgepflicht gegenüber Ihrer Person, aber auch Verantwortung für andere Patienten – die gerade am Anfang noch viel Labilität mitbringen – im Vordergrund: Die Konfrontation mit dem Suchtmittel findet nun mal an jedem Kiosk und in jeder Apotheke statt und braucht einige Zeit des Abstands und der inneren Stabilisierung.

Medizinisch-medikamentöse Versorgung: Oft ist die Selbstversorgung mit Medikamenten, aber auch mit Hausmittelchen oder Vitaminpräparaten nicht gestattet. Dahinter steht die Absicht, einen bewussteren Umgang mit Stoffen zu vermitteln, die dem Benutzer das Gefühl geben, etwas für sich getan zu haben. Eine reflektiertere Handhabung kann Ihnen dabei wertvolle Hinweise auf die Hintergründe Ihrer Suchtentwicklung geben. Natürlich werden Sie weiterhin mit allem, was medizinisch notwendig ist, von den zuständigen Ärzten und Pflegern bzw. Schwestern versorgt.

Besuche: Das Bedürfnis, der Familie oder Freunden »seine« Klinik zu zeigen und Teile des Therapiealltags näher zu bringen, ist bei vielen Patienten groß. Nicht alle Besuche haben jedoch eine positive Wirkung auf die Therapie. Sie können – gerade zu Beginn – mehr verunsichern als stabilisieren. Sie müssen daher in vielen Einrichtungen Ihren Besuch anmelden und die Begleitumstände vor- und nachbesprechen, um Ihre etwaigen Stimmungsveränderungen – davor oder danach – besser verstehen zu können.

Heimfahrten: Alle Erfahrungen, die während der Therapie gemacht werden, brauchen den Alltagstransfer – raus aus der »Käseglocke«, rein in die wirkliche Welt. Ein Teil dieses Realitätstrainings werden Sie auf den Heimfahrten am Wochenende absolvieren. Die Kostenträger finanzieren Ihnen diese Fahrten als wichtigen Teil der Suchttherapie (je nach Kostenträger und Therapiedauer zwei bis vier Heimfahrten). Die therapeutische Leitung muss allerdings in der Regel zustimmen, um möglichen Rückfällen frühzeitig entgegenzuwirken.

Rauchen: Der Zigarettenkonsum in Suchtkliniken hat ungeheuere Ausmaße angenommen – über die Folgerungen daraus scheiden sich die Geister. Die einen betonen den Suchtcharakter des Rauchens und schränken die Möglichkeiten dazu weitestgehend ein. Andere wiederum geben zu bedenken, dass der Abhängige nicht alles auf einmal anpacken kann.

Bei allem Verständnis für beide Positionen ist der Trend eindeutig: Sie können nicht eine gesundheitserhaltende (Rehabilitations-) Maßnahme durchführen (und bezahlt bekommen) und gleichzeitig zwei Päckchen Zigaretten am Tag rauchen! Die Kostenträger nehmen hier mehr und mehr Einfluss auf die Kliniken (deren Angst, bei einem Rauchverbot manche Patienten zu verlieren, natürlich nicht unbegründet ist) und schreiben stärkere Reglementierungen vor. Die Erfahrungen zeigen jedoch, dass die meisten Raucher sich mit etwaigen Einschränkungen nicht nur arrangieren können, sondern sie sogar nach einiger Zeit als nützliche Reduzierungshilfe begreifen.

Rückfall und Abbruch

Fast alle Kliniken sind in den letzten Jahren dazu übergegangen, den Patienten – sollte er rückfällig geworden sein – nicht sofort nach Hause zu schicken, sondern weiter zu behandeln. Das bedeutet jedoch nicht, dass Sie einen oder mehrere Versuche »freihaben«. Im Gegenteil, der Rückfall kann zwar in besonders belastenden Situationen erfolgen, er muss aber auch genau analysiert und durch neue und erfolgreichere Lösungsstrategien ersetzt werden, wenn die Therapie Erfolg haben soll. Ansonsten ist es besser, einen Betroffenen auch gegen seinen Willen nach Hause zu schikken. Er merkt dadurch deutlich, dass seine Entscheidung zu trinken nicht unterstützt wird.

Andreas W. kehrt nach einer Heimfahrt zu seiner Freundin angetrunken in die Klinik zurück, weil er wieder eine heftige Auseinandersetzung mit ihr hatte. Trotz des Angebots der Therapeuten, darüber zu sprechen und den Rückfall zu bearbeiten, zieht sich Andreas zurück. Andererseits will er aber auch nicht entlassen werden. Als sein Rückfall auch nach einer Woche noch unklar bleibt, entscheidet sich das Team, ihn gegen seinen ausdrücklichen Wunsch zu entlassen.

Nachsorge

Was nach der stationären Therapie geschieht, ist leider noch häufig dem Zufall überlassen und vom Entwicklungsstand und Interesse des Einzelnen abhängig. Nur: Irgendetwas, das Ihrer Stabilisierung dient, sollten Sie unbedingt unternehmen. Zu schnell werden Sie sonst vom Alltag wieder aufgefressen und vergessen die neuen Ziele und notwendigen Veränderungen.

Vielen hilft allein der regelmäßige Besuch einer Selbsthilfegruppe, um nüchtern zu bleiben. Andere beantragen darüber hinaus eine ambulante Nachsorge. Einige wenige gehen zur stationären Nachsorge und bereiten sich dort auf ein trockenes Leben vor.

Nachsorge in der Gruppe

In der ersten Zeit nach einem Klinikaufenthalt ist es entscheidend, Anschluss an eine Selbsthilfegruppe oder an eine Nachsorgegruppe bei einer Beratungsstelle zu finden. Die Umsetzung des Therapievorhabens in die Realität ist nicht einfach. Möglicherweise ziehen sich die Menschen in Ihrem vertrauten Umfeld von Ihnen zurück, wenn Sie nun nüchtern leben und die notwendigen Veränderungen Ihrer Gewohnheiten in Angriff nehmen wollen. Zur Sicherheit brauchen Sie deshalb einen geschützten Ort, an dem Sie wieder auftanken, Verständnis finden und zu Ihrer Klarheit zurückfinden können.

Die Gruppenmitglieder kennen viel von dem, was nach der Therapie auf Sie zukommt: die misstrauischen Blicke des Partners, das Herumdrucksen der Kollegen, die eigenen Unsicherheiten. Durch die Gruppengespräche können Sie sich wieder auf das Eigentliche besinnen. Was müssen Sie tun, um abstinent und zufrieden zu bleiben? Wann geraten Sie in Gefahr, nachlässig, überheblich oder selbstbetrügerisch in puncto Alkohol zu reagieren? Wenn Sie offen und ehrlich sind, können die anderen Gruppenteilnehmer ein wichtiges Korrektiv und eine Orientierungshilfe sein.

Gerade Partnerschaften werden durch die Therapie oft belastet. Die seit langem eingespielten Abläufe funktionieren nicht mehr, weil ein zentraler Mitspieler – der Alkohol – ausgeschieden ist. Neue Regeln und Muster müssen entwickelt werden, wobei Sie mit dem erbitterten Widerstand der Menschen in Ihrem Umfeld rechnen müssen. Partnergruppen unterstützen das Gespräch miteinander und vermitteln den Partnern, wie die bedrohlich scheinenden Veränderungen zu einer tragfähigen gemeinsamen Lebensperspektive führen können.

Ob die Nachsorgegruppe therapeutisch geleitet sein sollte, ist abhängig davon, welche Bedürfnisse der Betroffene hat. »Profis« können hilfreich bei der Behandlung heikler Fragen sein. Manchmal jedoch stören sie den Prozess des gleichberechtigten Miteinanders und hemmen die Fähigkeiten des Einzelnen, der nur noch auf den Fachmann schielt.

Nachsorge durch ambulante Therapie

Zur ambulanten Therapie wurde schon einiges gesagt. Nach der stationären Behandlung kommt sie in Betracht, wenn noch in der Klinik deutlich wird, dass wichtige, für die dauerhafte Abstinenz notwendige Fragen nicht angesprochen oder geklärt werden konnten.

Der Antrag dazu muss rechtzeitig in der Klinik gestellt werden. Mit Ihrer Beratungsstelle sollten Sie vorher abklären, ob die Möglichkeit zur Durchführung einer ambulanten Therapie besteht oder ob Sie eine andere Stelle aufsuchen müssen, beispielsweise einen Psychotherapeuten in freier Praxis.

Stationäre Nachsorge

Menschen mit großem Nachholbedarf an Gemeinschaft und Eigenständigkeit benötigen über die stationäre Therapie hinaus Unterstützung und Anleitung in sozialen und beruflichen Fragen. Hierfür steht ein breites Angebot an Plätzen in stationären Nachsorgeeinrichtungen mit unterschiedlichem Betreuungsgrad zur Verfügung. Innerhalb der Kliniken gibt es spezielle Ansprechpartner, die die Interessierten darüber aufklären und die notwendigen Schritte einleiten bzw. unterstützen.

Kleiner Exkurs über Sparprogramme im Gesundheitswesen

Zufriedenheit und Lebensglück sind private Bereiche und werden von öffentlicher Hand nicht direkt finanziell gefördert. Den Kostenträgern geht es bei der Bewilligung einer stationären Maßnahme zuallererst um den Erhalt bzw. die Wiederherstellung der Erwerbsfähigkeit des betroffenen Arbeitnehmers.

Das hat zur Folge, dass alle, für die die Rentenversicherungsanstalten nicht oder nicht mehr zuständig sind, also Rentner, Familienangehörige, Studenten, Sozialhilfeempfänger u.v.a., Schwierigkeiten bei der Kostenübernahme zu erwarten haben. Meist springen hier Krankenkassen und überörtliche Sozialhilfeträger ein oder gehen in Vorleistung für eine Rentenversicherung, die zunächst nicht zahlen will. Durch zunehmende Defizite bei den Kassen und Kommunen kann es hier in Zukunft jedoch noch problematischer werden.

Hinzu kommen die beschlossenen Sparbemühungen in allen Bereichen der Rentenversicherer. Man geht davon aus, dass ihnen in Zukunft 20 bis 40 % der Suchtbehandlungsplätze – ambulant wie stationär – zum Opfer fallen. Was das – bei gleichzeitig steigenden Arbeitslosenzahlen und den damit verbundenen sozialen Belastungen – bedeutet, kann man sich leicht ausmalen: Noch mehr Menschen werden wahrscheinlich suchttherapeutische Unterstützung brauchen, noch weniger werden sie erhalten!

Zusammenfassung

Wer dauerhafte Abstinenz von Alkohol und anderen Suchtmitteln anstrebt, kann fast überall auf unterschiedliche regionale Hilfsangebote zurückgreifen.

Ärzte und Psychologen

Beide Berufsgruppen kennen sich nicht automatisch mit Suchtproblemen aus. Daher ist es dringend notwendig, sich erfahrene Fachleute zu suchen und deren Rat zu beherzigen.

Suchtberatungsstellen

Hier treffen Sie in jedem Fall auf ausreichende Kompetenz und können sich über die verschiedenen Wege informieren, die bei Alkoholproblemen möglich sind. Innerhalb der Beratungsstelle wird oft auch eine ambulante Therapie angeboten.

Entgiftung

Entgiftungen können notwendig werden, wenn Sie stärker vom Alkohol abhängig sind. Sie reichen jedoch niemals aus, um sich dauerhaft zu stabilisieren. Viele Medikamente beinhalten die Gefahr der Suchtverlagerung.

Ambulante Therapie

Bei der ambulanten Therapie werden haltgebende Rahmenbedingungen wie Familie oder Arbeitsplatz meist vorausgesetzt. Sie verlassen die gewohnte Umgebung nicht und reflektieren in Einzel- und Gruppengesprächen die Probleme rund um den Alkohol. Angehörige sollten in die therapeutische Arbeit eng mit einbezogen werden. Wichtig ist darüber hinaus der regelmäßige Besuch von Selbsthilfegruppen.

Stationäre Suchttherapie

In Deutschland gibt es ca. 300 Suchtkliniken, die je nach Behandlungsansatz Therapien von sechs Wochen bis zu sechs Monaten anbieten. In Absprache mit Ihrem Suchtberater sollten Sie das für Sie passende Konzept aussuchen.

Nachsorge

Spezielle ambulante oder stationäre Nachsorgeeinrichtungen können Ihnen bei den Schwierigkeiten, die bei vielen notwendigen Veränderungen Ihres Alltags auftreten, hilfreich zur Seite stehen.

7.
Psychotherapeutische Verfahren in der Suchtbehandlung

Um den Alkoholabhängigen bei seinem Weg aus der Sucht zu unterstützen, werden in der ambulanten und stationären Therapie psychotherapeutische Verfahren angewandt. (Eine Übersicht gibt Grafik 3) Für den Laien ist die Vielfalt der Methoden nur schwer

Grafik 3:
Übersicht therapeutische Verfahren

	Kurzzeittherapie (4–8 Wo.)	**Langzeittherapie** (12–26 Wo.)
Analytisch-tiefenpsychologische Ansätze	Betrachtung der Gesamtpersönlichkeit; deshalb ungeeignet für Kurzzeittherapie	fundiertes, breites Angebot, meist gruppenorientiert, mit Einzelsitzungen
Verhaltensorientiert-kognitive Ansätze	effizient bei klarer Zielsetzung, einzeln und in Gruppen	nicht verbreitet
Integrativ-emotionale Ansätze	in Verbindung mit verhaltensorientierten Ansätzen effizient	in Verbindung mit tiefenpsychologischen Ansätzen effizient
Systemisch-lösungsorientierte Ansätze	zunehmend verbreitet, in Gruppen und einzeln; für sozial ausreichend integrierte Personen	nicht verbreitet

zu überschauen: Was ist nun mit Primärtherapie und Bioenergetik gemeint? Wie wirkt Gestalttherapie? Werde ich vielleicht eher mit Transaktionsanalyse oder Autogenem Training trocken?

Am sichersten gehen Sie, wenn Sie Ihren Ansprechpartner bei der Suchtberatungsstelle fragen. Er verfügt über langjährige Kontakte zu diversen Kliniken und kann, in Kenntnis Ihrer Lebensgeschichte, Ihrer Suchtentwicklung und aktuellen Situation, einen geeigneten Vorschlag für Ihre Behandlung machen.

Analytisch-tiefenpsychologische Ansätze

Therapiekonzepte innerhalb dieser Ausrichtung sehen Suchterkrankungen allgemein vor dem Hintergrund einer frühkindlich gestörten Entwicklung, die im Symptom der Abhängigkeit ihren Ausdruck findet. Fehlende oder nicht ausreichend entwickelte »Ich-Potentiale« (d. h. alle Fähigkeiten des Einzelnen, sich und seine Welt zu begreifen, emotional zu erfassen und kreativ zu verändern) werden durch süchtiges Verhalten ersetzt und kompensiert.

Alle therapeutischen Versuche, die ausschließlich an der Suchtmittelabhängigkeit ansetzen, sind daher für die Vertreter dieser Richtung langfristig zum Scheitern verurteilt. Gerät nicht auch die Persönlichkeit des Abhängigen ins Zentrum der Veränderungsbemühungen, wird reine Kosmetik betrieben, und die tieferliegenden Probleme kehren auf anderer Ebene wieder (sog. Symptomverschiebung).

Gespräche und Begegnung

Heute findet der therapeutische Prozess für Abhängige nicht mehr auf der Couch des Analytikers statt. In kleinen Gruppen, die nicht mehr als 12 und im Idealfall 8 bis 10 Personen umfassen, finden regelmäßig Gespräche statt, die von erfahrenen Gruppentherapeuten geleitet werden. In der Beziehung zu dem Therapeuten, vor allem aber der Gruppenmitglieder untereinander, können Kontakt- und Einstellungsmuster, die durch den Alkoholmissbrauch über Jahre verdeckt blieben, wieder nüchtern erfahren werden. Im Zusammensein mit festen Bezugspersonen über viele Wochen, manchmal Monate liegt eine große Chance: Ängste und alte Verletzungen können durch positive Erfahrungen überwunden, neues Vertrauen zu sich und anderen kann gewonnen werden.

Seit Jahren leidet Jens schon unter Depressionen. Ursachen dafür können die Ärzte nicht finden. Er bekommt Tabletten, die er nicht nehmen will, und entdeckt Alkohol als Stimmungsaufheller. Durch eine Ehekrise nimmt der Konsum enorm zu und er trinkt bereits morgens, um fit zu werden. Nach einigen Jahren Spiegeltrinkens eröffnet ihm der Hausarzt, dass er wegen drohender Leberzirrhose künftig abstinent leben müsse. In der vom Hausarzt beantragten stationären Therapie passiert zunächst nicht viel. Jens ist bemüht, aber misstrauisch. Ein dominanter älterer Mitpatient lässt ihn immer häufiger verstummen, er zieht sich mehr und mehr zurück. Durch Beobachtungen aus der Gruppe wird das Verhältnis zwischen Jens und dem älteren Mann zum Thema. Deutliche Parallelen zu seinem verstorbenen Vater werden klar. Die Bearbeitung dieser längst vergessen geglaubten Beziehung ist von viel Wut und Verzweiflung begleitet. Nach einem Alkoholrückfall, der in der Therapie klärend besprochen werden kann, und einer Therapieverlängerung ist Jens in der Lage, seinen toten Vater auch innerlich zu beerdigen und sich von seinem unbewussten Einfluss mehr und mehr zu befreien.

Therapeuten als »Eltern«

In ihrer Funktion – quasi als Gruppen-Eltern – begleiten die Therapeuten den schwierigen Prozess. Dabei geht es häufig um die Auseinandersetzung mit unbewussten elterlichen Botschaften sowie um die Ablösung von emotionalen Abhängigkeiten. Die Therapeuten mit ihrer geschulten Wahrnehmung stützen die jeweiligen Schritte durch kritisch-wohlwollende Rückmeldungen und schrecken auch nicht davor zurück, die Abhängigen mit alten Einstellungs- und Verhaltensmustern, die eng an ihre Sucht gekoppelt sind, zu konfrontieren.

Dauer der Therapie

Da die Entwicklung von Vertrauen und Beziehungsfähigkeit ihre Zeit braucht, sollten Sie im tiefenpsychologischen Setting von vier Monaten Therapiedauer ausgehen. Wird dann deutlich, dass – wie im geschilderten Fall – durch die Gespräche und Erfahrungen in der Klinik außergewöhnlich schwierige Themen berührt werden, besteht meist die Möglichkeit, eine Verlängerung auf sechs Monate zu beantragen. Diese wird von den Kostenträgern in der Regel bewilligt. Alternativ besteht die Möglichkeit der ambulanten Nachsorge oder anschließenden Einzeltherapie.

Kürzere Therapiezeiten sind hier weniger empfehlenswert, da viel Zeit mit Themen verbracht wird, die Ihre Persönlichkeit im Ganzen betreffen und nicht nur Ihr Abhängigkeitssymptom. Als Ausnahme von dieser Regel kann allerdings die sogenannte »Festigungs-« bzw. »Auffangtherapie« bezeichnet werden, die sich über sechs bzw. acht Wochen erstreckt. Dahinter verbergen sich Stabilisierungsmaßnahmen für Abhängige, die bereits eine stationäre Behandlung erfolgreich absolviert haben und beispielsweise – mit oder ohne Alkoholrückfall – in eine Krise geraten sind und ihre Therapie wieder aufgreifen und fortführen wollen. Gut wäre es, wenn in der Klinik Ihrer Wahl spezielle Konzepte für diese wichtigen Möglichkeiten vorhanden wären. Empfehlenswert kann auch die Rückkehr zu dem Therapeuten sein, den Sie (und der Sie) in der ersten Therapie bereits genau kennen lernen konnten.

Fazit: Dieses Therapieverfahren befasst sich vor allem mit der Gesamtpersönlichkeit des Abhängigen und nicht allein mit seinem Trinken und ist daher geeignet für Menschen, die ihre Sucht lebensgeschichtlich verwurzelt sehen und gut über ihre inneren Empfindungen sprechen können.

Verhaltensorientiert-kognitive Ansätze

Im Mittelpunkt dieses – recht konträr zum tiefenpsychologischen Ansatz aufgebauten – therapeutischen Vorgehens stehen die Trinkerfahrungen und -muster, die innerhalb von genauer zu betrachtenden Rahmenbedingungen zur Abhängigkeit geführt haben. Nach detaillierter Analyse dieser suchtfördernden Zusammenhänge werden Einstellungs- und Verhaltensalternativen erarbeitet, die Voraussetzung für eine stabile Abstinenz sind. Die Alkoholabhängigkeit wird dabei nicht als Ausdruck oder Symptom einer Persönlichkeitsstörung gesehen, sondern vielmehr als ein inadäquates Vorgehen in vielerlei Situationen mit entsprechend negativen Resultaten.

Im Kreis von wenig vertrauten Menschen fühlt sich Katharina G. immer gehemmt und unsicher. Sie möchte aber aufgeschlossen sein, Leute kennen lernen, interessant wirken. Ein paar Gläser Hochprozentiges bringen sie in die gewünschte Verfassung. So setzt sie den Alkohol als »Schmiermittel« immer häufiger ein und löst damit Hemmungen aller Art. Abhängigkeit ist leider die Folge.

In der Therapie geht es nun für Katharina darum, sich solchen Situationen auszusetzen. Sie spürt die Ängste und den Erwartungsdruck und kann dann – mit Hilfe der Gruppe und des Therapeuten – eine andere Einstellung dazu aufbauen. So erlaubt sie sich beispielsweise, bei Fremden gehemmt und unsicher zu sein und trotzdem eine Form von Kontakt zu finden. Stellt sich bei ihren ersten Versuchen Erfolg ein, stärkt dies ihr angeknackstes Selbstbewusstsein und damit ihren Mut, sich auch anderen schwierigen Lebenslagen auszusetzen.

Aufarbeitung eines Rückfalls

Eine große Stärke der verhaltensorientiert-kognitiven Ansätze liegt in der analytischen Kraft, mit der sich die Vertreter dieser Richtung dem Rückfallgeschehen zugewandt haben, und in den daraus resultierenden therapeutischen Ideen. Der Rückfall des Alkoholikers wurde lange Zeit (und wird teilweise noch heute) als totale Katastrophe, als Versagen des Betroffenen sowie der behandelnden Personen und seines Umfeldes gewertet. Hinderlich wird diese »Katastrophensichtweise« jedoch für den Weg nach vorne in eine nun hoffentlich stabilere Nüchternheit. Der Betroffene braucht bei einem Rückfall alles andere als erneute Verurteilungen und die Rufe der Skeptiker: »Das schafft der doch nie mehr!«

Der Rückfall passiert nicht einfach – er hat vielmehr eine umfassende Vorgeschichte. Diese beginnt mit kleinen Hinweisen und schleichenden Rückentwicklungen, die letztlich im Rückgriff auf das bewährte Hilfs- und Überlebensmittel Alkohol ihren Abschluss finden. Durch gezielte Aufarbeitung der zum Rückfall führenden Faktoren können Sie ihn als Teil Ihrer Suchterkrankung erkennen, aus ihm lernen und die Situation wieder in den Griff bekommen.

Live an der Theke

Nach gründlicher Analyse der suchtauslösenden Faktoren ist innerhalb von Kliniken, die verhaltensorientiert-kognitiv arbeiten, die reale Konfrontation mit »alkoholischen« Situationen möglich. Die Betroffenen werden – einzeln oder als Gruppe – ihre speziellen Risikoorte aufsuchen: Kneipen, Bahnhöfe, Kioske oder

Supermärkte. Hier können sie dann ihre veränderten Einstellungen und neu erworbenen Handlungsalternativen an der Wirklichkeit messen. Dies geschieht zunächst unter Mitwirkung eines Therapeuten, später auch ohne ihn.

Diese Experimente zeigen Ihnen, welchen Risiken Sie ausgesetzt sind, wenn Sie nach der Therapie – sozusagen als Abhärtung – wieder in den alten Kneipen und mit den alten Saufkumpanen verkehren oder sich anderen Belastungen aussetzen. In jedem Fall sind klare Pläne für Notfälle wichtig. Wenn Sie kurz vor oder am Anfang eines Alkoholrückfalls stehen, können vorher festgelegte Verhaltensalternativen die Situation entschärfen und den Schaden begrenzen.

Dauer der Therapie

Der Zeitrahmen ist bei diesen therapeutischen Ansätzen kürzer. Die Persönlichkeit des Einzelnen mit ihren lebensgeschichtlichen Verletzungen und Ausprägungen spielt keine zentrale Rolle. Die sozialen und kognitiven Dimensionen der Sucht und Ihr konkretes Verhalten stehen im Mittelpunkt. Viele Einrichtungen gehen von 8 Wochen Standarddauer aus, die in Einzelfällen auf 10 bis 12 Wochen verlängert werden kann. Eine spezielle Rückfallbearbeitung ist in kürzerer Zeit möglich. Hier sollten Sie von zwei bis vier Wochen und möglichen Nachsitzungen ausgehen.

Fazit: Der verhaltensorientiert-kognitive Ansatz ist durch ein effizientes Vorgehen mit Schwergewicht auf aktuellen Einstellungen und Handlungen mit geringem Bezug zur Persönlichkeit und zu tieferen Lebensthemen gekennzeichnet und eignet sich für gut strukturierte Menschen mit klar umrissenen Fragestellungen sowie bei Rückfällen nach bereits erfolgter Therapie.

Integrativ-emotionale Ansätze

Zu den integrativ-emotionalen Ansätzen gehören alle Verfahren, die sich an der Gedankenwelt der sogenannten Humanistischen Psychologie orientieren: Gesprächspsychotherapie, Gestalttherapie, Psychodrama, Bioenergetische Analyse und viele andere Strömungen stellen das Wachstumspotential des Menschen in den Vordergrund, seinen Wunsch nach Selbst-Verwirklichung und seine gesunden Persönlichkeitsanteile.

Es gibt nicht viele Kliniken, die ihre offiziellen Konzepte nach solchen Schwerpunkten ausrichten. Doch die meisten in den Suchtkliniken tätigen Therapeuten, besonders die jüngeren, sind bei Weiterbildungsmaßnahmen mit solchen humanistischen Verfahren in Kontakt gekommen. So prägen diese zunehmend die Atmosphäre und das praktische Vorgehen in vielen therapeutischen Einrichtungen. Behandlungselemente wie Körperorientierte Therapie und Bewegungstherapie, gestalterische und emotional-expressiv arbeitende Gruppen werden bereits in viele Konzepte von Kliniken aufgenommen.

Bewusst und verantwortlich

Den Menschen, der sich seiner stets völlig bewusst ist und jede Handlung eigenverantwortlich vollzieht, gibt es nicht. Aber ein höherer Grad an Bewusstheit über sich selbst, über das, was einen steuert und die Beziehung zu anderen prägt oder trübt, ist ein wichtiges Behandlungsziel humanistischer Therapieansätze. Wer glaubt, bislang getrunken zu haben, um zu vergessen, sich zu betäuben, seine Verantwortung in Beziehungen abzugeben und Bedürfnisse schnell, aber oberflächlich zu befriedigen, wird sich von dieser Behandlungsform besonders angesprochen fühlen.

Vielfach haben Abhängige ein Leben geführt, in dem sie nie lernten, tatsächlich für sich selbst Verantwortung zu übernehmen und dafür respektiert zu werden. In solchen Fällen kann mit Hilfe der Gestalttherapie und anderer humanistischer Verfahren erreicht werden, dass der Abhängige wieder bewusst die volle Verantwortung für seine Person und seine Handlungen übernimmt. Das kann bedeuten, dass er seine Lebensgeschichte endlich ungeschminkt betrachtet, sie innerlich abschließt und nicht mehr in der Vergangenheit lebt, sondern sich selbst für Gegenwart und Zukunft verantwortlich fühlt.

Das Ganze ist mehr als die Summe seiner Teile

Dieser vielzitierte Satz beschreibt gut den ganzheitlichen Anspruch der integrativen Ansätze. Körperliches, seelisches und kognitives Erleben sollen in Einklang gebracht und gemeinsam betrachtet werden. Das Leben läuft auf allen Bahnen gleichzeitig ab. Ohne Körper ist keine Existenz, ohne Psyche keine Menschlichkeit und ohne Intellekt keine Struktur möglich. Abhängigkeit weist auf ein Ungleichgewicht innerhalb der Person und ihrer Beziehungen hin, das der Trinker mit Suchtmitteln wieder ins Lot bringen will.

Pia H. steht erfolgreich im Beruf ihre Frau. Ehe und Familie sind scheinbar o.k., nur in ihrem Innern fühlt sie sich leer, gehetzt, angespannt. Alkohol lässt sie abschalten, ihren Frieden finden. Nachdem die Kinder (ein großer Teil des täglichen Stresses) aus dem Gröbsten heraus sind, trinkt sie allerdings nicht weniger, sondern mehr. Eines Tages hat ihr Mann die Nase voll. Er will nicht weiter mit der Flasche als Konkurrent leben.

In der stationären Therapie kommt Pia mit existentiellen Fragestellungen in Kontakt: »Wozu bin ich auf der Welt, welchen Sinn haben Körper und Gefühle, welchen Platz nimmt meine Sucht ein?« Ihr auf äußerliches Funktionieren ausgerichtetes Weltbild gerät ins Wanken. Mit Hilfe von Körperwahrnehmung und kreativen Ausdrucksmitteln, herausgefordert und gestützt durch die therapeutische Gruppe, findet sie neue Antworten auf Fragen, die bis-

lang vom Alkohol verdeckt wurden. Sie erkennt, dass weite Bereiche ihrer Persönlichkeit – wie Genussfähigkeit, Intimität, Vertrauen – noch wenig Basis in ihrem Leben haben, und beschließt, ihren Arbeits- und Familienalltag radikal neu zu gestalten.

Dauer der Therapie

Da emotional-integrative Ansätze meist in Verbindung mit anderen Konzepten der Suchttherapie angewandt werden, ist es schwierig, eine Leitlinie für die Therapiedauer vorzugeben. Die Angebote der Kliniken, die so arbeiten, reichen von 8 bis 26 Wochen, je nach Ausrichtung und individuellem Hintergrund. Was sich im Laufe eines Lebens eingeschliffen und letztlich als schädigend herausgestellt hat, werden Sie allerdings nicht in wenigen Wochen ersetzen können. Sie sollten sich daher möglichst von Zeitdruck befreien und genügend Spielraum für länger dauernde Entwicklungsprozesse einplanen.

Fazit: Integrativ-emotionale Ansätze zeichnen sich durch ein vielfältiges Therapiespektrum mit hohem Anspruch an Eigenverantwortlichkeit und Bewusstheit aus und sind für Menschen geeignet, die neben den Grundlagen ihrer Abstinenz mehr über die Ganzheit ihrer Existenz erfahren wollen oder auch spirituelle Entwicklung anstreben.

Systemisch-lösungsorientierte Ansätze

Seit einigen Jahren bringen Vertreter dieser Richtung enorm frischen Wind in die Behandlung von Alkoholabhängigen und Süchtigen jeglicher Art. Ausgehend von den Ideen der Familientherapie, die konsequent den Einzelnen vor dem Hintergrund seines Beziehungssystems betrachtet und dieses in die therapeutische

Arbeit mit einbezieht, werfen sie viele Traditionen über den Haufen: Suchtkrankheit, lebenslange Abstinenz, Trinken als Lebenskrücke sind Begriffe, mit denen systemisch arbeitende Therapeuten wenig anfangen können. Dagegen vertreten sie radikal neue Sichtweisen, die wir im Vorangegangenen schon erwähnt haben und die alternative Wege eröffnen, aber auch einige Risiken in sich bergen.

Da sich zur Zeit viele Therapeuten in systemischer Therapie weiterbilden und einige Kliniken Teile der systemisch-lösungsorientierten Ansätze in ihr Konzept übernehmen oder sich sogar völlig danach ausrichten, werden im Folgenden einige Grundgedanken genauer vorgestellt.

Potentiale statt Defizite

Die Auffassung, dass Trinken lediglich eine Charakterschwäche ist, lässt sich, seitdem Alkoholismus als Krankheit anerkannt wurde, nicht mehr aufrechterhalten. Dies ist einerseits ein Fortschritt, da man nun angemessener und fundierter mit dem Problem umgehen kann. Andererseits baut sich dadurch ein Bild des Alkoholabhängigen auf, dem dieser oft gar nicht entspricht: unselbständig, ohne Eigenverantwortung, beziehungsunfähig, unkontrolliert, regel- und grenzüberschreitend – und vor allem: chronisch krank.

Wer einmal eine herkömmliche Suchtklinik von innen erlebt hat, weiß um die Fragwürdigkeit solcher Grundannahmen über die Patienten. In der Regel sind sie in der Lage, sich an eine Haus- und Therapieordnung zu halten, sie passen sich mehrheitlich an, organisieren ihr Leben und kommen untereinander klar. Also müssen da Fähigkeiten sein, die oftmals ausgeblendet werden.

Die lösungsorientierten Ansätze richten ihr Augenmerk auf das, was der Alkoholiker kann, nicht auf seine Defizite. Dadurch gerät der Krankheitsbegriff mit seiner auch entlastenden (weil entschuldigenden) Funktion ins Wanken. Das hat einerseits große

Vorteile, da eine aktive Haltung zum Veränderungsprozess und ein Gefühl für die eigenen Potentiale wesentlich für eine dauerhafte Abstinenz sind. Andererseits besteht die Gefahr, vielen Betroffenen und ihren – oft begründeten – Gefühlen der Angst, des Versagens und der inneren Verzweiflung nicht gerecht zu werden, besonders dann, wenn durch die ausschließliche Orientierung auf praktische Lösungen den Patienten nicht genügend Platz für die Auseinandersetzung mit den Schattenseiten ihrer Persönlichkeit eingeräumt wird.

Lösungen statt Probleme

Wer den Blick nur auf die Probleme richtet, wird die Lösungen, die sich anbieten, nicht wahrnehmen. Was jeder aus dem Alltag kennt, wird von den Experten auch auf die Behandlung von Abhängigen übertragen und eröffnet hier interessante neue Perspektiven.

Auch der Alkoholiker trinkt meist nicht pausenlos – außer vielleicht der Spiegeltrinker. Der Abhängige macht bewusst oder unbewusst Trinkpausen und bedient sich erfolgreicher Strategien, um eine Zeitlang trocken zu bleiben. Der Therapeut versucht nun innerhalb der lösungsorientierten Ansätze, diese funktionierenden Strategien durch detaillierte Fragen herauszufiltern und dem Betroffenen sein eigenes Vorgehen verständlich zu machen. Dadurch ergeben sich oft ungeahnte Ideen, die hilfreich eingesetzt werden können und Lösungen forcieren.

Marcel quält sich schon jahrelang mit seiner Sucht herum, findet aber nicht den Absprung. Durch ein innerbetriebliches Suchtprogramm wird ihm Therapie zur Auflage gemacht, was er erst zögerlich, letztlich aber bereitwillig akzeptiert. Er reagiert überrascht, als seine Therapeutin auf die Phasen zu sprechen kommt, in denen er nichts oder weniger getrunken hat. Das war immer in Zeiten geringerer Anspannung in Betrieb und Familie, mit ausrei-

chend Zeit für sich selbst, ohne dauernde Erwartungen anderer. Im Urlaub konnte er bis auf die letzten zwei Jahre fast normal trinken, da genügend Raum für Zweisamkeit, Sexualität, für entspannende Aktivitäten und Faulenzerei vorhanden war.

Marcel kann daraufhin erkennen, dass er seine Zeit anders einteilen muss: mit besserer Abgrenzung gegen Zusatzanforderungen im Betrieb, mit privaten Aktivitäten und Ruhezeiten zu Hause. Seine Familie wird in die Therapie intensiv einbezogen und zieht nach einer Phase des ersten Widerstands mit.

Am Ende fährt Marcel mit einer Menge neuer Lösungsansätze nach Hause. Falls es bei deren Umsetzung zu Schwierigkeiten kommt, kann er kurzfristig die Unterstützung der Therapeuten in Anspruch nehmen.

Fachleute statt Versager

Die Grundlage der lösungsorientierten Therapie ist die umfassende Akzeptanz des Abhängigen und all seiner Handlungen oder Beweggründe. Ernst gemeinte Entscheidungsfreiheit – für Abstinenz, aber auch für Reduzierungsversuche oder Weitertrinken – entlastet die Beteiligten und schafft eine Atmosphäre von gegenseitiger Achtung mit heilsamer Wirkung.

Wer es schafft, jahrelang zu »saufen« und sich trotzdem einigermaßen durchs Leben zu schlängeln, um allen Anforderungen von Freunden, Familie, Beruf und Gesellschaft gerecht zu werden, muß einige Potentiale – z.B. im zwischenmenschlichen Bereich – haben. Diese Potentiale als solche zu erkennen und sie konstruktiv im Kontakt mit anderen Menschen und für die Lösung von Problemen einzusetzen, ist Ziel einer lösungsorientierten Therapie.

Lösungsorientierung heißt, auf eine Lösung hinarbeiten, was schnell gehen, aber auch viel Zeit in Anspruch nehmen kann. Sie sollten bei diesem Therapieansatz von acht bis 17 Wochen ausgehen. Oft werden Methoden aus anderen psychotherapeutischen Richtungen in die therapeutische Arbeit integriert, um eine Vielfalt der Potentiale zu wecken und auf verschiedenen Ebenen Handlungs- und Dialogfähigkeit zu unterstützen. Kürzere Behandlungszeiten sind dann sinnvoll, wenn Einzelfragen auf der Basis stabiler Abstinenz angegangen werden und eine kontinuierliche ambulante Weiterführung (über eine Selbsthilfegruppe oder Beratungsstelle) gewährleistet ist.

Fazit: Beim systemisch-lösungsorientierten Ansatz handelt es sich um ein Therapiekonzept mit wichtigen Auflockerungen gegenüber eingefahrenen Suchttraditionen, das für Menschen geeignet ist, die sich nicht als »krank« ansehen möchten, ausreichend sozial integriert sind und mit anderen therapeutischen Methoden nicht zurechtkommen. Auch Alkoholabhängige, die Abstinenz nicht oder noch nicht anstreben, können von dieser Behandlungsform profitieren.

Blick in die Zukunft

Die Therapieansätze der Zukunft werden sich mehr und mehr von ihren Ausgangspositionen und Dogmen lösen und eine wirkliche Zentrierung auf den Menschen vornehmen, der sich in Krisensituationen zur Unterstützung an Fachleute wendet. Nicht mehr deren Denkgebäude, sondern die Empfindungs- und Erfahrungswelt des Klienten als eigentlichem »Lebens-Experten« wird stärker Mittelpunkt der Behandlung sein.

Aktuelle Situationen werden nur bei Bedarf mit lebensgeschichtlichen Ereignissen in Verbindung gebracht. Angebote erfolgen auf körperlicher, psychischer und intellektueller Ebene und können miteinander verknüpft sowie soziale und kommunikative Bedürfnisse und Fähigkeiten in speziellen Gruppen gezielt gefördert werden.

Sucht und Abhängigkeit werden als lebensgeschichtlich sinnvolle, langfristig jedoch zerstörerische Re-Aktionen gesehen, die der Betroffene umgestalten kann, wenn er seine durch den Alkohol verschütteten Möglichkeiten entwickelt. Der Therapeut wird in zunehmendem Maße eine beratende, weniger eine heilende Funktion einnehmen: sozusagen als Lotse für schwierige und unübersichtliche Lebenssituationen, den man nach Bedarf kontaktiert.

Zusammenfassung

Um sich im Wirrwarr der Therapieformen – von Psychoanalyse über Gestalttherapie bis hin zu systemischem Vorgehen – zurechtzufinden, müssen Sie kein Diplom-Psychologe sein. Vieles lässt sich auf wenige Grundannahmen reduzieren, die Ihnen in diesem Kapitel vorgestellt wurden. Nicht alle Therapieformen sind für jeden geeignet: Sie erhalten hier eine erste Bewertung der therapeutischen Ansätze in Bezug auf ihre Zielgruppe, sollten Ihr weiteres Vorgehen aber im Gespräch mit Fachleuten klären.

- *Analytisch-tiefenpsychologische Ansätze* beschäftigen sich eher mit der Gesamtpersönlichkeit des Einzelnen und sehen Alkoholabhängigkeit als Symptom, das auf tiefere Verletzungen hinweist.
- *Verhaltensorientiert-kognitive Ansätze* betonen demgegenüber die Notwendigkeit, vor allem Verhaltens- und Einstellungsänderungen in Bezug auf Alkohol vorzunehmen.
- *Integrativ-emotionale Verfahren* werden ergänzend von vielen

Suchtkliniken eingesetzt und orientieren sich vor allem an der Ganzheitlichkeit der Person und der bewussten Auseinandersetzung mit unklaren Anteilen.
- *Systemisch-lösungsorientierte Ansätze* brechen schließlich mit einigen Traditionen der herkömmlichen Suchttherapie (lebenslange Abstinenz, Kapitulation u.a.) und bieten neue Gedanken zum Thema Alkoholprobleme an.

8.
Hilfe zur Selbsthilfe

Wenn Ihnen durch die Lektüre der bisherigen Kapitel klar geworden ist, dass Sie ein fortgeschrittenes Alkoholproblem haben oder abhängig sind, empfehlen wir Ihnen, über einen längeren Zeitraum keinen Alkohol zu trinken, um Klarheit über Ihre Situation zu bekommen. Ob dies für den Rest Ihres Lebens so sein sollte, können wir nicht entscheiden. Aber auch Sie brauchen für diese Entscheidung mehr als ein Buch.

Manche Alkoholabhängige können – meistens nach schweren »Abstürzen« – sogenannte Trockenphasen einlegen und ein paar Tage, Wochen oder Monate ohne Alkohol auskommen. Auch in anderen Zwangssituationen können sich Menschen für eine Weile anpassen und ihre Bedürfnisse hinausschieben. Schwierig wird es erst auf längere Sicht und im Alltagstrott, besonders aber in Phasen hoher sozialer und psychischer Belastung.

Um auch unter Druck klar im Kopf bleiben zu können, müssen die durch jahrelanges Trinken geprägten »nassen« Grundhaltungen und Gewohnheiten wieder durch nüchterne ersetzt werden. Außerdem sollten Vorkehrungen für Stress-Situationen getroffen werden, in denen Menschen dazu neigen, in alte Verhaltensmuster zurückzufallen. Denn Stress kommt früher oder später unweigerlich und in vielfältiger Form: Er entsteht durch klassische Überforderung wie berufliche Überbeanspruchung, Konflikte, Trauerfälle und andere Extremsituationen. Genauso gefährlich ist allerdings die schleichende, sich langsam und unauffällig verdichtende Form von Stress, die aus Unterforderung, Langeweile, innerer Leere, Antriebslosigkeit, Kontaktproblemen, sexuellen Defiziten und vielen anderen kleinen und großen Alltagsschwierigkeiten und Unzufriedenheiten entsteht. Diese Stressvariante untergräbt allmählich und fast unmerklich den Abstinenzwillen, bis plötzlich – scheinbar aus heiterem Himmel – der Rückfall eintritt.

Wer glaubt, der feste Wille zur Abstinenz genüge, um die vielen verlockenden Gläser, die uns täglich begegnen, auf lange Sicht stehen lassen zu können, schafft es erfahrungsgemäß nicht. Wer die Rückfallgefahr tatsächlich minimieren möchte, braucht:

- eine klare Strategie und
- eine regelmäßige Überprüfung ihrer Umsetzung.

Das Wort Strategie bedeutet Kriegslist und genau darum geht es. Wir sprechen hier nicht von guten Vorsätzen und hohen Zielen, die jeder Trinker im Laufe seiner »Suchtkarriere« zu Hunderten ins Auge gefasst und wieder verworfen hat. Es geht auch nicht um den Kampf gegen den Alkohol oder die schlechte Welt. Wie bei jeder guten Strategie ist Anpassung an die jeweils entstandene Situation und die Vermeidung von unnötigen »Kampfhandlungen« und Opfern wichtiger als ein weit in der Ferne liegender Sieg, von dem man niemals vorher wissen kann, wie er tatsächlich aussieht – und ob man ihn auch erzielen wird. (Wem der Begriff »Kriegslist« in diesem Zusammenhang zu martialisch ist, für den gibt eine sanftere Umschreibung dessen, was gemeint ist: »Der Weg ist das Ziel.«)

Auf diesem Weg spielen konstruktive Einstellungen und Verhaltensweisen eine wichtige Rolle. Dabei kommt es darauf an, Erfolge im Bewusstsein positiv zu verstärken und zu verankern, Fehlentwicklungen dagegen so früh wie möglich zu erkennen und als Lernerfahrung zu nutzen.

Nur – woher soll die notwendige Disziplin kommen, die neuen Einstellungen und Verhaltensweisen tatsächlich regelmäßig umzusetzen? Wer hat die Neutralität, die jeweiligen Auswirkungen zu beurteilen? Wer kann wissen, was in einer Situation erfolgversprechend ist und in einer anderen zum Rückfall führt? Wie die meisten Menschen ist der Abhängige allein überfordert, alte Gewohnheiten auf Dauer abzulegen und durch neue zu ersetzen.

Auch ein Buch kann zwar einen Anstoß, aber keine alleinige Orientierung für eine Entwicklung geben, die durch unendlich viele sich gegenseitig verstärkende und aufhebende Wechselwirkungen geprägt ist. Es lässt sich mit einer Straßenkarte vergleichen, in der Variablen wie Baustellen, Staus und Wetterchaos aus plausiblen Gründen nicht vermerkt werden können.

Hilfe annehmen

Wer sich aktiv mit seinem Alkoholproblem auseinandersetzen und neue Lebensstrategien einführen will, braucht die Hilfe anderer beim Bemühen um Disziplin im Alltag. Er braucht auch den ehrlichen und offenen Austausch von Gedanken, Gefühlen und Beobachtungen. Wenn Sie die Hilfe anderer annehmen wollen, sollten Sie allerdings die folgenden Kriterien berücksichtigen. Menschen, die Ihnen bei der Überwindung des Alkoholproblems beistehen, sollten

- sich mit der Aufgabenstellung – also mit Alkoholismus und seiner Bewältigung – auskennen,
- nicht in Ihre Probleme verstrickt sein, also weder aus dem Kreis der Angehörigen noch dem der Freunde oder Kollegen stammen und außerdem
- auf festem und nüchternem Grund stehen.

So wie ein Wirtschaftsstratege für schwierige Fragestellungen Berater sucht, die sich in der Materie auskennen, braucht ein gerade trocken gewordener Trinker Helfer, die kompetent sind und sich ihm von einer sicheren, neutralen und nüchternen Basis aus zuwenden.

Der entscheidende erste Schritt zur Bewältigung des Alkoholproblems ist die Einsicht, dass es ohne die Hilfe anderer Menschen nicht geht. Gleichzeitig ist dies auch der schwerste Schritt, der vom Trinker oft als völliger Verlust seiner Würde empfunden wird. Denn er hat den Alkohol ja gerade eingesetzt, um seine inneren Schwierigkeiten zu verbergen. Gegen einen Kniefall vor anderen: »Helft mir, ich schaffe es nicht allein«, sträubt sich alles in ihm.

Glücklicherweise geht es nicht um einen »Kniefall«, sondern um eine Art Tauschgeschäft, bei dem sich Menschen gegenseitig zur Lösung von Problemen unterstützen und alle etwas davon haben. Die gesündeste Basis dafür ist eine gewisse Portion Eigennutz:

- Der nasse Alkoholiker benutzt den trockenen Alkoholiker, um selbst trocken zu werden.
- Der Trockene benötigt manchmal den Nassen, um selbst trocken zu bleiben.
- Der Neue in der Selbsthilfegruppe nutzt die Erfahrungen der »alten Hasen«.
- Die »alten Hasen« wiederum brauchen auch die Neuen, um nicht zu »vertrocknen«.
- Der Therapeut »benutzt« den Klienten, um seinen Lebensunterhalt zu verdienen.
- Der Klient kann im Gegenzug die Wut oder Traurigkeit rauslassen, von der er Eltern oder Partner verschonen will.

Professionelle Hilfe oder Selbsthilfegruppe?

Was wir keinesfalls empfehlen können, ist der Versuch, mit dem Alkoholproblem allein klar zu kommen. Denn dies führt dazu, dass Sie mit hoher Wahrscheinlichkeit:

- ein krampfhafter Abstinenzler werden, immer defensiv und für sich und andere ein Greuel, oder

– früher oder später rückfällig werden, um sich spätestens dann Hilfe zu suchen, oder
– immer weiter abgleiten und sich in einem Selbstmord auf Raten Ihrem frühzeitigen Tod entgegentrinken (die durchschnittliche Lebenserwartung von Alkoholabhängigen ist 49 Jahre).

Wenn Sie Ihr Alkoholproblem hingegen konstruktiv angehen wollen, gibt es zwei Wege:

1. Professionelle Beratung und Behandlung, wie sie in den beiden vorangegangenen Kapiteln beschrieben wurden (idealerweise mit begleitender Unterstützung durch Selbsthilfegruppen).
2. Selbsthilfegruppen (wenn nötig mit professioneller therapeutischer Unterstützung in schwierigen Phasen oder zu schwierigen Themen).

Manche Menschen kommen mit Selbsthilfegruppen nicht klar. Entweder schreckt sie die religiöse Orientierung ab oder ein Name wie »Anonyme Alkoholiker«. Vielleicht sind sie auch in eine oder mehrere Gruppen geraten, die ihnen überhaupt nicht zusagten. Besonders in kleineren Städten kann es sein, dass es für diesen Fall wenig Alternativen gibt.

Vielleicht ist Ihr Leben ja auch noch einigermaßen intakt – trotz Ihres Alkoholproblems – und Sie können mit den manchmal dramatischen oder derben Schilderungen der anderen wenig anfangen. Wer Abneigungen gegen den Besuch von Selbsthilfegruppen hat oder sich dort fehl am Platze fühlt, sollte eine Suchtberatungsstelle oder einen Diplom-Psychologen bzw. Arzt mit Suchterfahrung aufsuchen.

In allen Selbsthilfegruppen im deutschsprachigen Raum geht es um Abstinenz. Selbsthilfegruppen zum Experimentieren mit moderatem oder kontrolliertem Trinken gibt es unseres Wissens nur in den USA. Wenn Sie sich nicht oder noch nicht für Abstinenz entscheiden möchten, andererseits aber nicht mehr so weitertrinken wollen wie bisher, empfehlen wir Ihnen ebenfalls eine professionelle Unterstützung, die Sie bei Ihrem Vorhaben begleiten kann (Siehe auch Kapitel 5).

Die verschiedenen Selbsthilfegruppen

Was in einer Selbsthilfegruppe passiert, kann sehr unterschiedlich sein und hängt davon ab, welche Gruppe Sie aufsuchen. Neben den Anonymen Alkoholikern gibt es fünf große Selbsthilfeverbände in Deutschland: Guttempler-Orden, Kreuzbund, Freundeskreise und zwei Blaukreuz-Organisationen. (Für Österreich und Schweiz siehe Adressenverzeichnis im Anhang dieses Buches). Außerdem existieren eine Vielzahl ungebundener Gruppen, die sich aus dem Wunsch nach gegenseitiger Unterstützung gebildet haben. Es kommt ganz entscheidend darauf an, dass Sie die für Sie richtige Gruppe finden. Gut aufgehoben sind Sie, wenn Sie sich wohl fühlen, wenn Ihnen die Gruppe die Hilfe gibt, die Sie brauchen, und wenn Sie Ihren Weg zu größerer Zufriedenheit und stabiler Abstinenz in dieser Gruppe gehen können. Die inhaltlichen und organisatorischen Unterschiede zwischen den einzelnen Gruppen können Sie den folgenden Abschnitten entnehmen. Wir haben die fünf »großen« Gruppen beschrieben. Diese Beschreibung dient jedoch nur zur groben Orientierung: Die Gruppe vor Ort wird von den Menschen geprägt, die ihr mit allen ihren Eigenschaften eine eigene Atmosphäre geben. Darüber können Sie sich in keinem Buch der Welt informieren.

Sie sollten allerdings eine gewisse Offenheit für den Besuch von Selbsthilfegruppen mitbringen, ansonsten werden Sie es schwer haben: Erwarten Sie nicht, dass Sie mit allem, was gesagt und getan wird, einverstanden sind. Machen Sie Ihre Entscheidung nicht von Gruppenteilnehmern abhängig, die Ihnen unsympathisch sind. Sie werden kaum eine Gruppe von Menschen finden, die völlig Ihren Vorstellungen entspricht. Bleiben Sie gelassen, denken Sie an den Spruch der Kölner »Jeder Jeck is' anders« und picken Sie sich die Rosinen heraus, mit denen Sie etwas anfangen können. Wenn Sie nicht aus jedem Besuch einer Selbsthilfegruppe mindestens einen für Sie wichtigen Gedanken mitnehmen, läuft mit hoher Wahrscheinlichkeit bei Ihnen etwas schief, nicht bei der Gruppe.

Anonyme Alkoholiker

Die Anonymen Alkoholiker wurden in den dreißiger Jahren in den USA gegründet. Sie arbeiten weltweit nach den fast gleichen Grundprinzipien (völlige Autonomie, Anonymität des Einzelnen, Nüchternheit als Hauptziel). Hier werden Sie auf eine Runde von Leuten treffen, die sich vor jedem ersten Wortbeitrag nur mit ihren Vornamen und der Aussage: »Ich bin Alkoholiker« vorstellen. Dies mag Ihnen anfangs vielleicht fremd und abstoßend vorkommen: Wie können sich Menschen so stark mit diesem Makel identifizieren, dass er so mit ihnen verschmilzt, quasi zu einem Teil ihres Namens wird?

Außerdem wird Ihnen möglicherweise unangenehm auffallen, dass die Äußerungen der Einzelnen wenig oder gar keinen Bezug aufeinander nehmen und jeder nur über sich selbst spricht. Begriffe wie »höhere Macht« oder »Kapitulation« werden Ihnen fremd erscheinen. Doch diese Leute wissen genau, was sie tun. Sie nutzen die Erfahrung von vielen Millionen Menschen, die seit 60 Jahren mit Hilfe der AA-Gruppen trocken geworden und nüchtern geblieben sind.

Die festen Regeln, der Stil, nicht zu diskutieren, sondern nur über eigene Erfahrungen zu reden, die Orientierung an den Traditionen der AA: Dies alles ist kein Zufall. Es dient dazu, denen einen festen Rahmen zu geben, die – besonders als sie noch getrunken haben – oft endlos ausufernd über die Probleme anderer Leute redeten, sich selbst dagegen dauernd rechtfertigten und gegen ihr eigenes Alkoholproblem nichts unternahmen. Außerdem muss man bei AA immer damit rechnen, dass Betrunkene in die Runde platzen und allen vorspiegeln, wie sie selbst früher waren. Dann ist es hilfreich, dass die Nüchternen einen alkoholisierten Schwadroneur mit dem Hinweis auf die Regeln sanft bremsen können. Denn die Voraussetzung zur Teilnahme bei AA ist nicht Nüchternheit, sondern der ehrliche Wunsch, mit dem Trinken aufzuhören.

Vermeiden Sie, zu schnell zu urteilen. Warten Sie lieber einige Besuche ab, bevor Sie sich entscheiden. Sie werden merken: »Das ist genau richtig« oder »Das ist nichts für mich«. Bei AA muss niemand reden. Es gibt immer wieder Besucher, die besonders am Anfang nichts sagen. Auch wer nur zuhört, kann vieles für sich entdecken. Wenn Sie bei AA sprechen, dann am besten über sich selbst, über das, was Sie beschäftigt und belastet: »Wie ist es mir heute oder die Woche über ergangen, wie habe ich es geschafft, trocken zu bleiben? Wo gab es Verunsicherung, Rückfallgedanken bis hin zum tatsächlichen Erleichterungsschluck und wie habe ich es trotzdem geschafft, wieder in die Gruppe zu kommen?«

»Nur für heute« oder für die nächsten 24 Stunden trocken zu bleiben ist ein wichtiger Leitgedanke bei AA. Er erleichtert es, beim Entschluss zur Abstinenz zu bleiben, und lässt das Schreckgespenst »Nie wieder etwas trinken!?« in den Hintergrund treten. Sie werden auch erfahren, wie hilfreich es ist, den Berg voller Sorgen und Probleme, der sich vor Ihnen aufgetürmt hat, in kleinere Hügel zu unterteilen. Es fällt leichter, nur den jeweiligen Tag – die nächsten 24 Stunden – zu überblicken, zu planen, Ankerpunkte einzubauen. Abends können Sie dann die Gruppe besuchen. Tagsüber gibt es Gelegenheit, einen AA-Freund anzurufen und über Ihre Nöte zu reden. Viele haben ihre erste Zeit der Trockenheit geschafft, indem sie nur für jeweils einen Tag planten. Aber nicht als Trinker mit dem alten »Egal, was morgen wird!«, sondern nüchtern mit jedem Tag als guter Basis für den nächsten.

Mit dem 24-Stunden-Konzept ist AA noch längst nicht erschöpfend erklärt. Aber die Beschreibung der »12 Schritte« und der »12 Traditionen« würde den Rahmen dieses Buches sprengen.

Am besten, Sie machen sich auf den Weg und sammeln Ihre eigenen Erfahrungen.

Die AA-Meetings sind nur für Alkoholiker vorgesehen. Manche Gruppen bieten aber in regelmäßigen Abständen sogenannte »Offene Meetings« an, an denen auch Angehörige und andere Interessierte teilnehmen können. Ansonsten gibt es u.a. für erwachsene Angehörige die AL-Anon- und für Kinder von Alkoholikern die Al-Ateen-Gruppen. AA ist mit keiner Konfession oder Institution verbunden, weltanschaulich und politisch unabhängig und finanziert sich ausschließlich durch Spenden der Mitglieder.

Blaues Kreuz

Diese Organisation sah sich 1877 in Anlehnung an das kurz zuvor gegründete Rote Kreuz als »Krankenträger auf dem Kampfplatz des Lebens«. Ihr Ziel war es, die Opfer der Trunksucht zu retten. Mit der Zeit verschwanden die kriegerischen Ausdrücke, geblieben sind die Ziele und der Schwerpunkt der Arbeit. Die Einbettung in den christlichen Glauben evangelischer Prägung stellt für beide heutigen Blaukreuz-Organisationen (BK in Deutschland, BK in der Evangelischen Kirche) die Grundlage dieses Einsatzes dar, der sowohl von hauptamtlichen als auch von ehrenamtlichen Mitarbeitern getragen wird.

Was unterscheidet eine Blaukreuz- von einer AA-Gruppe? Angehörige und Betroffene können – außer bei speziellen Angeboten – gemeinsam die Gruppen besuchen. Anders als bei AA werden Sie hier von einem Gruppenleiter angesprochen, wenn Sie den Erstkontakt zur Gruppe suchen. Erfahrene und innerhalb des Verbandes ausgebildete Frauen und Männer stehen den Gruppen vor und prägen mit ihrer Persönlichkeit den inhaltlichen und atmosphärischen Ablauf eines Abends. Dies wird Sie besonders dann ansprechen, wenn Sie sich zunächst stärker an *einer* Person orientieren wollen und gezielte Hilfsangebote benötigen.

Eine weitere Besonderheit, die Ihnen nicht gleich bei den ersten Treffen auffallen wird, ist die Vielfalt des Angebots des Blauen Kreuzes. Zu dem weitgefächerten Verbund gehören ca. 1000 Selbsthilfegruppen, ca. 30 Beratungsstellen, zwei Fachkliniken, sechs Wohnheime und ein Familien-Ferienheim, deren fachliche Konzeptionen aufeinander abgestimmt sind. Sie verfügen dadurch über die Möglichkeit, relativ unkompliziert in die sinnvolle Behandlungskette Vorbereitung – Therapie – Nachsorge einzusteigen, wenn Sie merken, dass Ihnen der Besuch einer Gruppe allein nicht reicht, um nüchterne Zufriedenheit zu erreichen.

Die christliche Grundhaltung ist beim Blauen Kreuz stärker als bei anderen Gruppen ausgeprägt. Sie werden hier auf Menschen treffen, die sich stark im Glauben verankert sehen und dies auch in ihrer Arbeit ausdrücken. Dadurch können Sie neben psychischem und sozialem Halt auch eine Orientierung in Sinn- und Seinsfragen bekommen. Wenn Sie Probleme mit der christlichen Religion haben, werden die Angebote des Blauen Kreuzes wahrscheinlich weniger für Sie in Frage kommen.

Freundeskreise

Die Freundeskreise entstanden 1956 auf Initiative ehemaliger Patienten von Fachkliniken und sind durch ein großes Gemeinschaftsgefühl innerhalb der einzelnen Gruppen geprägt, das dem Namen »Freundeskreis« alle Ehre macht.

Was ist Ihnen denn nach Ihrer »Alkohol-Karriere« an Freunden geblieben? In der Kneipe, am Tresen standen viele »Freunde«, solange es noch was zu trinken gab. Aber wirkliche Freunde? Haben diese sich nicht in der Mehrzahl in den letzten Jahren von Ihnen abgewendet, nach zu vielen Misstönen, Vertrauensbrüchen und Enttäuschungen?

In einem Kreis von Menschen, denen Ähnliches widerfahren ist, können Sie vielleicht besser und ehrlicher Bilanz ziehen, über das was Sie verloren haben oder was noch geblieben ist.

Von Anfang an erkannten Freundeskreis-Gruppen, dass der Alkoholiker mit seiner Krankheit nicht allein steht, dass Partnerinnen und Partner, Kinder und Eltern mitbetroffen sind und auch in die Selbsthilfegruppen gehören. Außerdem wurden Angebote speziell für Kinder und Jugendliche entwickelt.

Für Sie und Ihre Familie kann das bedeuten: Wir stehen nicht allein mit unseren Sorgen, die Gruppe übernimmt auch mal praktische Aufgaben, springt ein, wenn Not am Mann ist, begleitet auf schweren Wegen, beispielsweise in die stationäre Therapie, wenn sie notwendig ist. Und sie ist auch hinterher noch da, wenn die genauso schwierige Zeit der Stabilisierung beginnt.

Niemand verpflichtet Sie hier zur Abstinenz. Es bleibt Ihnen überlassen, zu der Entscheidung zu finden, die eine Wende in Ihrem Leben bedeutet: freiwillige Nüchternheit als Basis für ein selbstbestimmtes Leben. Dass Sie dabei Unterstützung bekommen, aber auch einmal mit Ihren Unzulänglichkeiten und Schwachpunkten konfrontiert werden, sollte Ihnen bewusst sein. Klar ist aber auch, dass das in einer wertschätzenden Atmosphäre geschieht, in der Sie von den anderen ernst genommen werden.

Die Freundeskreise sind konfessionell ungebunden. Es gibt zur Zeit etwa 800 Gruppen in Deutschland. Diese pflegen einen intensiven Austausch mit Facheinrichtungen und bieten Ausbildungen zum Suchtkrankenhelfer an.

Guttempler

Der Deutsche Guttempler-Orden ist Teil einer internationalen Organisation alkoholfrei lebender Menschen, die auf eine 145-jährige Geschichte zurückblickt. Mit den Grundsätzen Enthaltsamkeit – Brüderlichkeit – Frieden wollten die Guttempler von Anfang an mehr als »nur« eine Selbsthilfegemeinschaft für Alkoholkranke sein. Mit großem gesellschaftlichem und politischem Engagement kümmern sie sich um alle Probleme und Fragen, die der Alkohol in unserer Zeit aufwirft, und bieten Antworten darauf an. Ob es um die Einschränkung des freien Verkaufs von Alkoholika oder um die Werbung dafür geht, ob Promille-Grenzen oder Jugendschutz-Gesetze verändert werden: Guttempler sind an den Diskussionen beteiligt und werden in die Entscheidungsprozesse einbezogen.

In den Selbsthilfegruppen, die unter Guttempler-Regie laufen, werden Sie zunächst den Status eines Gastes einnehmen. In einer Gruppe gibt es Mitglieder und Gäste; letztere müssen sich nicht den Regeln des Guttempler-Ordens unterwerfen (z.B. ihr gesamtes Leben alkoholfrei gestalten) und suchen in den Gesprächen die Unterstützung, die gewöhnlich eine Selbsthilfegruppe anbieten kann. Nach einem Jahr der regelmäßigen Teilnahme und der Abstinenz kann dann die Aufnahme in die Guttempler-Gemeinschaft erfolgen.

Heftig wird manchmal die Regel kritisiert, bei einem Rückfall die Mitgliedschaft eines Guttemplers auszusetzen und ihn auf den Gaststatus zurückzustufen. Gleichzeitig ist dies eine konsequente Reaktion auf den Bruch der Ordensregel »Enthaltsamkeit«, die jedoch die Unterstützung für den in Not Geratenen nicht ausschließt.

In der Guttempler-Gemeinschaft wird Ihnen neben der Behandlungskette, zu der auch hier eigene Fachkliniken und Wohnheime für den Übergang gehören, ein großes Spektrum an Freizeit- und Bildungsangeboten ins Auge fallen. Unstrukturierte freie Zeit, Langeweile und Rückzug in die Einsamkeit bergen die Gefahr, an den alten und vertrauten Plätzen wieder Kontakt zu suchen – bei vielen waren das Kneipen und Bars. Dagegen setzen die Guttempler die gemeinsame Aktion: In über 500 Guttempler-Gemeinschaften können Sie wieder lernen, etwas mit anderen zu unternehmen, Erlebnisse und Erfahrungen zu teilen und abstinente Formen des Miteinander-Feierns zu praktizieren.

Die Guttempler verstehen sich als religiös, weltanschaulich und politisch unabhängig und stehen allen Menschen offen, die sich verpflichten, abstinent zu leben.

Kreuzbund

Diese katholische Selbsthilfegemeinschaft blickt auf eine über 100-jährige Tradition zurück. Sie ist in ihren Verbandsstrukturen an die Diözesen der katholischen Kirche angelehnt, kann aber in ihrer konkreten Arbeit als konfessionsunabhängig angesehen werden. Sie werden in einer Kreuzbund-Gruppe kaum Angst haben müssen, zum »rechten Glauben« bekehrt zu werden.

Ziel des Kreuzbundes ist es, die Bereitschaft zur Abstinenz zu stärken und den anderen so lange zu begleiten, bis dieser seinen Weg wieder alleine gehen kann. Deshalb nennen sich die Kreuzbund-Mitglieder auch »Weggefährten«. Sie sehen den Verzicht auf Suchtstoffe nicht als Ziel, sondern als notwendige Voraussetzung zu einer Neuorientierung der Persönlichkeit, die erst Zufriedenheit und Glück entstehen lässt.

Kreuzbund-Mitglieder nehmen an Ihrem Weg durchaus so persönlich Anteil, dass sie Sie auch zur Entgiftung oder zur stationären Therapie in die Klinik fahren und Sie dann zu fünft oder sechst dort besuchen (wenn Sie es möchten), um Ihnen das Gefühl zu vermitteln, dass Sie nach der Therapie nicht alleine stehen.

In den Kreuzbund-Gruppen erleben wöchentlich ca. 25 000 Menschen, wie wichtig der Austausch mit anderen Betroffenen und Angehörigen und die Pflege alkoholfreier Geselligkeit ist. Spezielle Angebote für Frauen, Alleinstehende, Familien und Angehörige nehmen einen wichtigen Platz innerhalb des Selbsthilfe-Konzepts beim Kreuzbund ein, der eng mit dem Caritas-Verband verzahnt ist und mit dessen Beratungsstellen, Kliniken und Nachsorgeeinrichtungen, aber auch vielen anderen Stellen zusammenarbeitet.

Genesungs-/Krisen-Raster für Alkoholabhängige

In Nordamerika haben sich seit Mitte der achtziger Jahre sogenannte »Relapse-Prevention Support Groups« (Gruppen zur Rückfall-Vorbeugung) entwickelt. Hinter diesem Wortungetüm steckt eine Bewegung, die aus kanadischen AA-Treffen entstand, den sogenannten »Golden Slippers«-Meetings, auf Deutsch »Treffen der Goldenen Ausrutscher« (die Angelsachsen haben eben Humor). Dabei handelte es sich um spezielle Meetings von Leuten, die trotz regelmäßiger AA-Teilnahme immer wieder rückfällig wurden. 1987 wertete der amerikanische Rückfall-Spezialist Terence Gorski von der CENAPS Corporation die Arbeit dieser Gruppen methodisch aus und ergänzte sie um Erfahrungen aus der professionellen Suchtbehandlung. Das Ergebnis bezeichnete er als »Genesungs-/Krisen-Raster«, der Ihnen im Folgenden vorgestellt wird (siehe Grafik 4).

Der Raster zeigt detailliert den Prozess der Genesung eines Alkoholabhängigen und stellt den konstruktiven und destruktiven Umgang mit Krisensituationen einander gegenüber. Er ist ein Schritt für Schritt aufeinander aufbauendes Entwicklungsmodell, ein Werkzeug zum Lernen, und erhebt nicht den Anspruch, das wahre oder einzige Abbild der Realität zu sein. Basierend auf dem »12-Schritte-Programm« der Anonymen Alkoholiker hat er ein sinnvolles und zufriedenes Leben zum Ziel, für das man keinen Alkohol oder andere Drogen mehr benötigt.

Genesungsphasen

I. Übergangsphase

1. *Erste Motivation zur Veränderung.* Von diesem Punkt an fällt es mir schwer, die Probleme durch Alkohol weiter zu negieren oder zu bagatellisieren. Bei mir entwickelt sich die erste Motivation zur Veränderung.

Grafik 4: Genesungsraster/Krisenraster*

Genesungsphasen

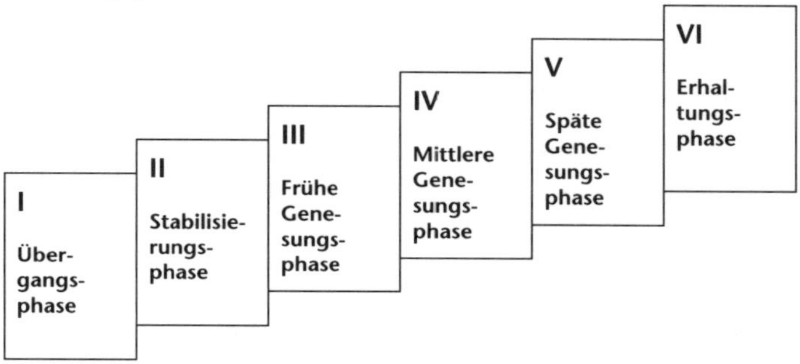

Achtung: Die Phasen und die einzelnen Entwicklungsschritte müssen nicht exakt in dieser Reihenfolge auftreten beziehungsweise bearbeitet werden. Dieser Raster dient zur Orientierung und ist kein Punkt für Punkt umzusetzender Maßnahmenkatalog.

Alarmphasen

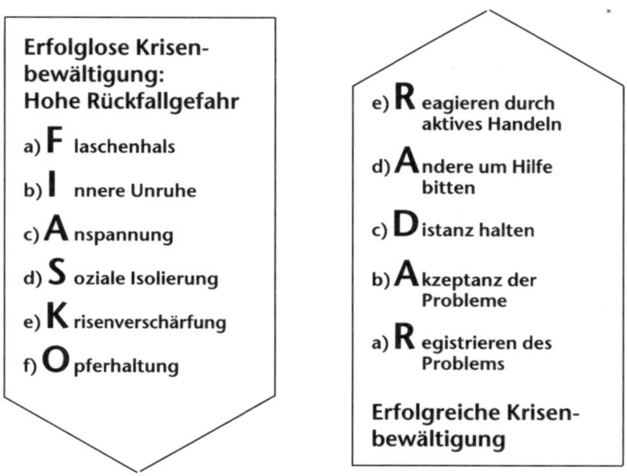

Achtung: Alarmphasen können jederzeit auftreten. Rückfälle sind ein wichtiger Hinweis, dass man die Genesungsphase beim nächsten Mal sorgfältiger und bewusster durchleben sollte.

* Mit freundlicher Genehmigung der CENAPS CORPORATION

2. *Übliche Problemlösungsstrategien schlagen fehl.* Probleme löst man gewöhnlich durch Identifikation der Ursache, Überprüfung von Lösungsmöglichkeiten und Umsetzung der erfolgversprechendsten Option. Ich kann aber zu diesem Zeitpunkt die Ursache meiner Probleme – nämlich die Abhängigkeit – nicht erkennen und die alten Lösungsversuche gehen schief.

3. *Versuche des kontrollierten Trinkens misslingen.* Ich versuche immer wieder, meine Trinkmengen zu kontrollieren, scheitere aber in zunehmendem Maße.

4. *Notwendigkeit der Abstinenz wird erkannt (Ende der Übergangsphase).* Ich kann nun akzeptieren, dass ich die Kontrolle über den Alkohol verloren habe und nur durch Abstinenz meine Probleme wirklich lösen kann.

II. Stabilisierungsphase

1. *Erkenntnis, dass man Hilfe braucht.* Ich komme zur Einsicht, dass die Hilfe anderer Menschen für eine stabile Abstinenz unumgänglich ist, weil ich es schon zu lange ohne Erfolg allein versucht habe.

2. *Genesung von direkten Folgen des Missbrauchs.* Die Entgiftung dauert nur einige Tage, aber es vergehen sechs bis achtzehn Monate, bis die psychischen und körperlichen Folgeerscheinungen bei mir nachlassen: Konzentrationsprobleme, starke Gefühlsschwankungen, Gedächtnis- und Schlafstörungen, Schwindelgefühle, Gleichgewichtsprobleme, Ungeschicklichkeit und langsame Reflexe.

3. *Ständige Gedanken an Alkohol in der Gruppe ansprechen.* Nach der ersten Euphorie, endlich trocken zu sein, kommt häufig ein Dämpfer. Ich sehe nur noch die negativen Seiten und traurigen Gefühle der Nüchternheit und erinnere mich oft und gerne an die positiven Seiten und euphorischen Momente während des Trinkens. Dies kann zum zwanghaften körperlichen Verlangen nach

Alkohol führen. Einziges Gegenmittel: Ich spreche in der Selbsthilfegruppe oder mit dem Therapeuten so früh wie möglich über diese Gefühle und kann den Teufelskreis dadurch unterbrechen.

4. *Nüchterne Methoden zur Stressbewältigung.* Das alte Muster war: Stress + Alkohol = Entspannung. Ohne Alkohol gibt es erst mal kein Entspannungsmittel mehr. Nun geht es darum, dass ich nüchterne Methoden zur Stressbewältigung lerne. Sport ist sehr gut, für Nicht-Sportler gibt es Autogenes Training und andere hervorragende Techniken und stressmindernde Hobbys.

5. *Entwicklung von Hoffnung auf ein besseres Leben.* An diesem Punkt beginne ich – durch das Treffen und den Austausch mit anderen trockenen Alkoholikern – die Hoffnung zu entwickeln, dass ich zu einem zufriedenen Leben zurückfinden kann, wenn ich nüchtern bleibe.

III. Frühe Genesungsphase

1. *Rationale Erkenntnis, dass man abhängig ist.* Während dieser Phase ist es wichtig, dass ich mich gut über Alkoholabhängigkeit informiere und zu der bewussten Überzeugung komme, abhängig zu sein.

2. *Akzeptanz, dass Abhängigkeit von den Gefühlen ausgeht.* Nun geht es darum, dass ich lerne, über meine schwierigen, manchmal extremen und schamauslösenden Gefühle zu reden. Wenn ich die Gefahr sehe, dass ich meine »normalen« Mitmenschen damit überfordere, sollte ich dies in der Selbsthilfegruppe oder beim Therapeuten tun.

3. *Nüchterne Bewältigungsstrategien lernen.* Ich lerne, belastende Alltagssituationen sorgfältig zu analysieren und erfolgversprechende Strategien zu entwickeln. Diese kann ich in der Gruppe oder mit dem Therapeuten durchsprechen oder durchspielen und dann versuchen, sie nüchtern umzusetzen.

4. *Die wichtigsten Verpflichtungen regeln.* Meistens geht der Entschluss zur Abstinenz mit einer Krise einher: Scheidung, Entlassung, Schulden oder gerichtliche Verfahren drohen oder haben schon stattgefunden. Jetzt ist nicht der Zeitpunkt für langfristige Lösungen, sondern ich muss Folgen, die ich nicht mehr rückgängig machen kann, vermeiden.

5. *Entwicklung eines nüchternen Wertesystems.* Allmählich verringert sich mein Wunsch zu trinken und wird ersetzt durch Freude und Stolz über die Nüchternheit. An diesem letzten Punkt der frühen Genesungsphase kann sich bei mir – wie bei vielen anderen – eine Art Dankbarkeit für die Abhängigkeit entwickeln, weil sie den Weg zu einem besseren Leben ermöglicht hat.

IV. Mittlere Genesungsphase

1. *Demoralisierungskrisen überwinden.* Es kann demoralisierend sein, wenn ich nach sechs bis achtzehn Monaten der Nüchternheit feststelle, wie lang der Weg zur Zufriedenheit noch ist. Viele beginnen an diesem Punkt zu stagnieren, weil sie glauben, schon genügend verändert zu haben. Sie entwickeln sich nicht weiter. Doch es bleibt noch viel zu tun und ich muss jetzt alle Energien aktivieren, um weiterzugehen.

2. *Schäden an anderen wieder gutmachen.* Sobald ich mein eigenes Leben wieder in einigermaßen ruhiges Fahrwasser gebracht habe, ist es Zeit, sich um den Schaden zu kümmern, den ich während des Trinkens bei anderen angerichtet habe.

3. *Einen ausbalancierten Lebensstil ansteuern.* Nun geht es darum, den Alltag im Einzelnen zu organisieren und die Grundlage der Zufriedenheit auszuweiten. Alte Muster sollte ich in Frage stellen, neue in Erwägung ziehen. Es ist Zeit für Dinge wie Berufsberatung oder Weiterbildung, Eheberatung, Therapie, neue Hobbys, andere Interessen und neue Freundschaften.

4. *Veränderungen bewusst umsetzen.* Stabile Nüchternheit hat Höhen und Tiefen. Die sich verändernden Anforderungen des Lebens sollten mich aber nicht mehr völlig aus der Bahn werfen. Es geht nun darum, dass ich den Unterschied zwischen Gedanken, Gefühlen und Handeln lerne. Stabile Nüchternheit verlangt klares Denken, den sorgfältigen und bewussten Umgang mit Gefühlen und die Fähigkeit, konstruktiv zu handeln und nicht den selbstschädigenden Impulsen nachzugeben.

V. Späte Genesungsphase

1. *Erkennen der Kindheitsprobleme.* Nun kommt die Phase, sich mit Verletzungen aus der Kindheit zu beschäftigen. Ich kann selbstzerstörerische Muster aus der frühen Kindheit erkennen und mich mit ihnen auseinandersetzen, um nicht in einem endlosen Kreislauf immer wieder an den gleichen Punkten zu scheitern.

2. *Klarheit über destruktive Muster gewinnen.* Im Alter bis zu fünf Jahren habe ich die tiefsten Prägungen erfahren, war aber noch nicht fähig, meine Erfahrungen zu bewerten. So kommt es, dass ich vielleicht manches destruktive Muster meiner Eltern unreflektiert übernommen habe, mit der Tendenz, es auch bei meinen Kindern zu wiederholen. Besonders in Familien, in denen Abhängigkeitsprobleme auftauchen, sind diese Wiederholungen eher die Regel als die Ausnahme.

3. *Umsetzung in das Erwachsenenleben.* Ich muss die Erkenntnisse über Kindheit und Elternhaus mit dem aktuellen Leben verknüpfen. Daher ist es Zeit für einen konkreten Plan, wie ich auf meinen Stärken aufbauen und meine Schwächen überwinden (oder akzeptieren) kann.

4. *Veränderung des Lebensstils.* Nun geht es darum, die alten Muster im Denken, Fühlen und Handeln im praktischen Leben durch konkrete Alternativen zu ersetzen. Durch Verstehen erhalte

ich zwar die Freiheit, mich zu verändern; zur tatsächlichen Veränderung brauche ich allerdings Ziele, einen Aktionsplan und Leute, die mich dabei unterstützen.

VI. Erhaltungsphase

1. *Weiter an sich arbeiten.* Wenn ich die Bemühungen um mehr Zufriedenheit einschlafen lasse, verfalle ich früher oder später wieder dem Gedanken an Alkohol und dem selbstzerstörerischen Handeln. Persönliches und geistiges Wachstum bedarf immer einer aktiven Auseinandersetzung: Mein Leben steht – bis zum Ende – nie still.

2. *Tägliche Problemlösung.* Probleme gibt es immer. Wenn ich die Schwierigkeiten, die täglich auftauchen, möglichst umgehend löse, wachsen sie nicht zu einem Berg an. Der Maßstab für Zufriedenheit ist nicht, wie wenig Probleme ich habe, sondern wie gut ich sie löse.

3. *Auf die Kleinigkeiten des Alltags achten.* Unzufriedenheit und Zufriedenheit hängen meistens nicht mit den »großen Fragen des Lebens« zusammen, sondern mit den banalen Details meines Alltags. Daher zahlt es sich aus, wenn ich auch in kleinen Dingen auf meine Gedanken, Gefühle und mein Handeln achte und darüber in der Gruppe oder mit dem Therapeuten spreche.

4. *Lebensphasen bewältigen.* In der ersten Lebenshälfte lerne ich die Welt kennen, in der zweiten Lebensphase mich selbst. Ich kann das Altern und seine Begleiterscheinungen voraussehen und entweder damit hadern oder sie akzeptieren und das Reiferwerden als wichtigen Wert anerkennen.

Alarmphasen

Es wäre leichtsinnig anzunehmen, dass man durch eine konsequente Verfolgung der eigenen Genesung und durch die beständige Arbeit an der eigenen Zufriedenheit Krisensituationen völlig vermeiden kann. Daher ist es wichtig für mich zu erkennen, dass es bei jedem Genesungsprozess periodisch zu Krisen kommen kann. Sie sind weder gut noch schlecht, sie sind. Ich muss sie hinnehmen wie das Wetter. Der Unterschied liegt nicht darin, ob ich weniger oder mehr Krisensituationen erlebe, sondern wie ich mit ihnen umgehe. Ob ich sie erfolglos bewältige und rückfällig werde oder ob ich sie erfolgreich bewältige und als Anlass für meine persönliche Weiterentwicklung nehme.

Erfolglose Krisenbewältigung

Eine erfolglose Krisenbewältigung ist meistens auf Verleugnung, Abwehr und Ausweichen zurückzuführen.

a) Flaschenhals. Ich nehme eine Anhäufung und Verdichtung der Probleme nicht zum Anlass für eine Veränderung – um durch den Flaschenhals zu kommen –, sondern versuche, ihnen auszuweichen oder »mehr vom selben« zu tun – und bleibe stecken.

b) Innere Unruhe. Stress nimmt im gleichen Ausmaß zu, wie sich die Probleme verdichten. Ich nehme ihn nicht richtig wahr und setze die Methoden zur Stressbewältigung nicht ein.

c) Anspannung. Anstatt mir die unangenehmen Gedanken und Gefühle bewusst zu machen, beschäftige ich mich krampfhaft mit Details und Nebensächlichkeiten.

d) Soziale Isolierung. Ich ziehe mich zurück und suche nicht mehr die Unterstützung anderer, sondern verfalle in das alte Muster: »Da muss ich alleine durch, da kann mir sowieso keiner helfen!«

e) Krisenverschärfung. Die Chance zur Umkehr, die in jeder Krise steckt, wird von mir nicht erkannt. Die Krise spitzt sich zu.

f) Opferhaltung. Ich fühle mich als Opfer und weise den Umständen oder anderen die Schuld zu, anstatt meine Verantwortung wahrzunehmen und entsprechend zu handeln.

Erfolgreiche Krisenbewältigung

Erfolgreiche Krisenbewältigung kann gelingen, wenn wir gelernt haben, Probleme zu erkennen und zu lösen.

a) Registrieren des Problems. Je besser ich auf meine Gedanken, Gefühle und Handlungen achte, desto eher nehme ich Probleme bereits im Vorfeld wahr.

b) Akzeptanz der Probleme. Jeder hat irgendwann Probleme. Es ist völlig in Ordnung, Probleme zu haben, solange ich sie in Angriff nehme.

c) Distanz halten. Eine gewisse Distanzierung (nicht Verdrängung) von Problemen und das Gespräch mit neutralen Personen, die nicht darin verstrickt sind, kann mir neue Perspektiven eröffnen.

d) Andere um Hilfe bitten. Ich muss nicht alles alleine schaffen. Im Freundes- und Bekanntenkreis gibt es oft mehr Unterstützungsmöglichkeiten, als ich glaube.

e) Reagieren durch aktives Handeln. Wenn ich das Problem erkannt, akzeptiert und Lösungsmöglichkeiten gefunden habe, sollte ich durch aktives Handeln reagieren.

Tips zum Nüchternbleiben

Wenn Sie eine Lebenskrise bewältigt haben, sind Sie ein Stück erwachsener geworden. Darauf können Sie stolz sein. Das Leben ohne Alkohol ist jedoch von vielen Fallstricken durchzogen, denen Sie ausweichen können. Die folgenden Tips sollen Ihnen dabei helfen.

- Wenn Sie zum Trinken eingeladen werden, sagen Sie am besten »Nein Danke, ich trinke keinen Alkohol!« Wenn Sie dies höflich, aber deutlich sagen, wird Sie erfahrungsgemäß niemand bedrängen. Sollte jemand nachfragen, sagen Sie ihm, dass Sie früher zu viel getrunken haben, oder – wenn das für Sie klar ist – dass Sie Alkoholiker sind. Diese Aussage bringt Ihnen heute eher Respekt als Verachtung ein.
- Denken Sie daran: Sie sind für sich selbst verantwortlich und müssen sich schützen. Sie sind nur bedingt dafür verantwortlich, wie andere reagieren.
- Kümmern Sie sich um Ihre eigenen Probleme und nicht um die anderer Leute. Das können Sie immer noch tun, wenn Sie ein paar Jahre nüchtern sind.
- Sie haben wahrscheinlich früher immer versucht, andere zu beeindrucken, weil Sie Angst hatten zu zeigen, dass Sie sich nach Zuneigung sehnen. Andere beeindrucken zu wollen macht einsam: Entweder man erzeugt Neid oder man wirkt lächerlich.
- Sie sind nur das Opfer Ihrer Umstände und Ihrer Kindheit, solange Sie nichts darüber wissen. Machen Sie den entscheidenden Schritt und lernen Sie die Hintergründe Ihrer Probleme kennen. In der Folge werden Sie wieder freier entscheiden können.
- Versuchen Sie, mehr in der Gegenwart zu leben. Nehmen Sie sich jeden Tag Zeit dafür, irgendetwas zu tun, was Ihnen Freude macht.
- Sind Sie gerade nüchtern geworden, haben Sie vielleicht peri-

odisch depressive Phasen. Wenn Sie nüchtern bleiben, machen Sie die Erfahrung, dass diese Phasen auch ohne Trinken vorbei gehen und im Laufe der Jahre seltener und kürzer werden.

- Lernen Sie, »Nein« zu sagen, auch wenn man Ihnen dann eine Weile die kalte Schulter zeigt. Sollten Sie deshalb Schuldgefühle bekommen, sprechen Sie darüber.
- Lassen Sie sich davon überraschen, wie viel Sie an Ihrem Leben und sich selbst verändern können, wenn Sie es wirklich wollen.
- Vermeiden Sie Schuldzuweisungen. Sie sind meistens sinnlos. Erstens lässt sich schwer feststellen, wer tatsächlich schuld ist; zweitens verschwenden Sie Ihre Energie an die Vergangenheit. Dadurch wird eine Veränderung im Heute eher schwierig.
- Als Suchtgefährdeter sind Sie wahrscheinlich etwas sensibler als der Durchschnittsbürger. Dies ist eine Gabe und zugleich ein Risiko. Achten Sie auf sich und muten Sie sich nicht zu viel Stress zu!
- Machen Sie nicht so ein griesgrämiges Gesicht. Sie müssen ja nicht dauerhaft grinsen, aber wenn Sie die Mundwinkel anheben, wird auch Ihre Laune etwas besser.
- Versuchen Sie, die Mitte anzustreben, den »Goldenen Mittelweg«. Sie neigen wahrscheinlich – wie die meisten Süchtigen – in jeder Beziehung zu Extremen, die Ihnen aber überhaupt nicht gut tun.
- Jubeln Sie sich nicht zu sehr hoch, sonst stürzen Sie nur umso tiefer ab. Suchtgefährdete neigen zu wechselnden Anfällen von Allmacht und Ohnmacht.
- Wenn Sie gerade nüchtern geworden sind, sollten Sie ein bis zwei Jahre nicht auf Reisen gehen, es sei denn, Sie haben die Möglichkeit, an jedem Abend eine Selbsthilfegruppe aufzusuchen, falls Sie sie brauchen. Die andere Umgebung vermittelt die Illusion, Sie wären eine neue Person und könnten es ja nochmal versuchen. Man verlässt im Urlaub den schützenden Alltag und erhöht dadurch unmerklich (durch das Urlaubsgefühl überlagert) den Stress. Außerdem müssten Sie am nächsten Tag nicht arbeiten, falls das Trinkabenteuer schief geht.

- Wenn Sie beruflich auf Reisen gehen müssen, finden Sie in allen Großstädten und vielen anderen Orten im Telefonbuch auf der ersten Seite entweder unter AA oder unter Anonyme Alkoholiker in der jeweiligen Landessprache sofort Kontakt zu nüchternen Menschen, die an einer Begegnung mit Ihnen interessiert sind.
- Untersuchungen über Selbsthilfegruppen in den USA haben ergeben, dass neue Teilnehmer nach eigener Einschätzung durchschnittlich acht Besuche brauchen, um sich ausreichend qualifiziert für oder gegen den weiteren Besuch der Gruppe zu entscheiden. Also geben Sie sich und der Gruppe eine Probezeit, besonders wenn an Ihrem Ort wenig Alternativen vorhanden sind.
- Wenn Sie zusätzlich mit dem Rauchen aufhören wollen, besuchen Sie die Selbsthilfegruppen (natürlich diejenigen, bei denen während der Gruppenstunden nicht geraucht wird!) besonders intensiv. Sie sind bis zu einem Jahr nicht nur in Bezug auf das Rauchen, sondern auch auf den Alkohol extrem rückfallgefährdet.
- Kneipen sind gefährlich. Wer meint, sich abhärten zu müssen, bereitet in Wirklichkeit nur einen Rückfall vor. Das Trinken der anderen, der viele Rauch und Lärm sind extreme Stress- und Risikofaktoren, die Sie vermeiden können.
- Partys sind genauso gefährlich wie Kneipen. Gehen Sie nur auf Partys, wenn Sie gut gelaunt und sich relativ sicher sind, dass Sie sich wohl fühlen werden. Für alle Fälle sollten Sie die Gastgeber und Ihre Begleitung darüber informieren, dass Sie – falls es Ihnen aus irgendeinem Grund schlechter geht – sofort und ohne große Erklärungen die Party verlassen werden.
- Manchmal haben Sie vielleicht verwirrende Gedanken und Gefühle. Wenn Sie diese gegenüber anderen Menschen aussprechen, werden sie meistens klarer und veränderbar.
- Entwickeln Sie ein Frühwarnsystem für Stress. Egal, ob die Kinder die Musik zu laut dudeln lassen, Ihr Chef Sie zur Wochenendarbeit verpflichten will oder zu viele Menschen zur

gleichen Zeit etwas von Ihnen wollen, handeln Sie am besten ganz schnell: Sorgen Sie für das Versiegen der Stressquelle oder ziehen Sie sich zurück. Sie können sich das leisten, wenn Sie immer nüchtern und ansonsten recht umgänglich und zufrieden sind.
- Falls Sie schwul oder lesbisch sind, versuchen Sie, offen damit umzugehen und eine stabile Beziehung aufzubauen. Zu häufiger Partnerwechsel ist auch in puncto Alkohol ein hoher Risikofaktor. Natürlich sind ständig wechselnde Partner auch für Heteros, die suchtgefährdet sind, riskant.
- Versuchen Sie, so wenig wie möglich zu lügen oder Unregelmäßigkeiten zu begehen. Andere mögen sich das vielleicht leisten können. Suchtgefährdete sind jedoch empfindsame Naturen und entwickeln leicht Schuldgefühle. Letztere sind auf die Dauer zu riskant.
- Wenn Sie nüchtern ein generelles Desinteresse an anderen Menschen verspüren, verbergen sich dahinter wahrscheinlich Hemmungen, die Sie sich nicht eingestehen wollen. Tun Sie etwas gegen Ihre Hemmungen, am besten durch Gruppentherapie oder den verstärkten Besuch von Selbsthilfegruppen.
- Versuchen Sie, Ihre Gefühle nicht zu übergehen! Wenn Ihnen etwas nicht behagt, sollten Sie es klären, bevor es sich aufstaut.
- Stellen Sie sich Konflikten und geben Sie nicht Ihrer Angst oder Bequemlichkeit nach. Nur so entwickeln sich Beziehungen. Eine gute Beziehung ist immer auch eine Herausforderung.
- Versuchen Sie, darauf zu achten, wie Sie mit Ihrem Partner oder Ihren Kindern umgehen. Wenn sich hier häufig schlechte Laune einschleicht, müssen Sie dringend etwas verändern.

Zusammenfassung

Selbsthilfe wird von Alkoholabhängigen seit Jahrzehnten erfolgreich praktiziert. In diesem Kapitel sind wir auf die wichtigsten Unterschiede und Gemeinsamkeiten der großen Selbsthilfeverbände in Deutschland – Anonyme Alkoholiker, Blaues Kreuz, Freundeskreis, Guttempler und Kreuzbund – und ihre große Bedeutung für eine dauerhafte Abstinenz eingegangen.

Im zweiten Teil stellten wir Ihnen ein Instrument zur persönlichen Krisenbewältigung vor, das seit Jahren in Nordamerika erfolgreich eingesetzt wird. Mit seiner Hilfe können Sie den »Genesungsprozess« bezüglich Ihrer Abhängigkeit unter einem neuen Blickwinkel betrachten und Unterschiede zwischen erfolgloser und konstruktiver Krisenbewältigung schnell erkennen.

Die »Tips zum Nüchternbleiben« informieren Sie darüber, was Sie auf jeden Fall nach einer Abstinenzentscheidung bleiben lassen sollten und was gut für Sie wäre.

9.

Was Angehörige und andere Bezugspersonen für sich tun können

Ein Trinker wird bei seinem Weg in die Abhängigkeit von verschiedenen Menschen »begleitet«, die unter dem Trinken und seinen Folgen mehr oder weniger leiden. Die Spanne reicht dabei von der Partnerin, die den Trinker über 20 Jahre erduldet und einen Großteil ihres Lebens seiner Sucht opfert, über den Facharzt, der ihn bei einer Untersuchung missmutig auf »die Leberwerte« anspricht, ohne aber Suchtberatung zu empfehlen, bis zum Betriebsrat, der angesichts der Fahne seines Kollegen um 10 Uhr morgens ein mulmiges Gefühl hat.

Vor allem Kinder werden in ihrer Entwicklung durch trinkende Väter oder Mütter stark beeinträchtigt. Das Problem macht vor keinem Bereich ihres Lebens halt, sie sind in dauernder Anspannung und Angst gefangen. Viele von ihnen wandeln später auf den Spuren ihrer Eltern und versuchen ebenfalls, mit Suchtmitteln ihre Gefühle zu beeinflussen. So kann manche Tochter, die vom betrunkenen Vater missbraucht wurde, Sexualität später nur unter Alkohol zulassen oder ein im Zuge des Ehedramas seiner Eltern stumm gewordener Sohn seine Wut nur äußern, wenn er getrunken hat.

Alle, die über längere Zeiträume mit Problemtrinkern zu tun haben, brauchen Unterstützung von Leuten, die erfahren darin sind, destruktive Muster in der Beziehung zwischen den Trinkern und ihren Bezugspersonen zu erkennen und konstruktive Alternativen aufzuzeigen. Denn die gleichen Reaktionen, die normalerweise zu gewünschten Veränderungen beim Mitmenschen führen – Vorwürfe und Lob, Wut und Zuneigung, Gespräch und Kompromiss –, wirken beim Problemtrinker nur sehr bedingt.

Nicht, dass er völlig immun gegen Vorwürfe wäre. Er wird sich für eine gewisse Zeit »am Riemen reißen«, wie man es von ihm verlangt: Der Trinker wird beispielsweise einige Tage oder Wochen demonstrativ Mineralwasser trinken oder sich um den Garten kümmern und die liegen gebliebenen Briefe erledigen. Die Trinkerin wird sich vielleicht besonders ihren Kinder widmen, ihr Schuldgefühl mit Schwimmbadbesuch und Extra-Taschengeld beruhigen und dem argwöhnischen Ehemann signalisieren, dass »alles wieder in Ordnung ist«.

Beide haben jedoch höchstwahrscheinlich ihr Trinkproblem nicht tatsächlich bewältigt, sondern nur eine Trinkpause eingelegt, bis sich die Wogen wieder geglättet haben. Doch die Angehörigen, Vorgesetzten oder Kollegen sind in ihrer Hilflosigkeit nur zu schnell bereit, diese kurzfristigen Verbesserungen als Ende des Problems fehlzudeuten und den Beteuerungen ihres Gegenübers, ein neuer Mensch zu sein, erst einmal Glauben zu schenken – bis sie zum hundertsten oder tausendsten Mal enttäuscht werden und irgendwann resignieren.

Wie sich Co-Abhängigkeit entwickelt

Der Begriff Co-Abhängigkeit kommt aus dem Amerikanischen und heißt dort »Co-Dependency«. Er bedeutet, dass die Bezugspersonen von Abhängigen eine parallele Entwicklung durchlaufen, die fast alle psychosozialen Probleme beinhaltet, die der »Primär«-Abhängige hat. Manchmal führt dies sogar dazu, dass die Co-Abhängigen ebenfalls von Suchtmitteln abhängig werden. Aber auch wenn sie selbst keinen Alkohol und keine Medikamente oder andere Drogen einsetzen, kann ihre Co-Abhängigkeit zu solch massiven psychosozialen Störungen führen, dass diese behandelt werden müssen.

Helga H. lernt ihren Mann schon mit 17 Jahren kennen. Er beeindruckt sie, ist einige Jahre älter und hat einen großen Freundeskreis. Durch ihn kann sie dem engen, muffigen Elternhaus entfliehen. Schon zwei Jahre später muss geheiratet werden und sie ziehen in eine kleine Wohnung. Helga bricht ihre Ausbildung ab und geht in ihrer neuen Rolle als Mutter ganz auf. In den nächsten Jahren bekommt das Paar noch zwei Kinder; die Familie bezieht einen halbfertigen Neubau und an Helga bleibt mehr und mehr hängen. Ihr Mann hat schon immer gern in der Kneipe getrunken, jetzt bleibt er oft nach der Arbeit dort und kommt erst spät nach Hause. Helga fühlt sich mit vielen Sorgen und Entscheidungen allein gelassen. Hin und wieder »meckert« sie deswegen. Am Wochenende arbeitet ihr Mann mit Freunden am Haus; dabei wird viel getrunken und abends ist mit ihm nichts mehr anzufangen.

Auch nachdem das Haus fertig gestellt ist, zieht sich das einige Jahre so hin. Als ihr Mann nach einer Kneipentour den Führerschein verliert, muss Helga ihn bereits morgens um sechs zur Arbeitsstelle fahren. Diese liegt zwar weit entfernt, ist aber gut bezahlt, und die Familie hat das Geld dringend nötig. Abends ruft er oft aus einer Wirtschaft an, ob sie ihn abholen könne. Helga macht ihm dann hin und wieder Szenen im Auto: Er solle endlich mit dem Saufen in den Kneipen aufhören, oder er würde sie alle noch in den Ruin treiben. Ihr Mann sagt darauf gewöhnlich nicht viel und reduziert in den folgenden Wochen seine Touren, um sie, nachdem Gras über die Sache gewachsen ist, exzessiv weiter fortzuführen.

Als Helga mit einer Freundin offen über ihre Situation spricht, rät diese ihr, die Kinder zu nehmen und sich eine Wohnung zu suchen oder ihren Mann rauszuwerfen. Das bringt sie jedoch nicht übers Herz. Auch wenn ihre Zuneigung ihm gegenüber immer mehr schwindet, fühlt sie sich doch für ihren Mann ver-

antwortlich und ihm als Vater ihrer Kinder verbunden. So harrt sie weitere Jahre aus und übernimmt mehr und mehr die alleinige Verantwortung für die Familie, was ihr einerseits Freiheiten bringt, sie aber andererseits total überfordert, besonders, als ihr Mann arbeitslos wird.

Sie nimmt eine Stelle als Kassiererin in einem Supermarkt an und wird unter der Belastung so krank, dass sie eines Tages im Laden zusammenbricht. Die behandelnde Internistin schafft es behutsam, mit Helga ins Gespräch zu kommen, und verweist sie an einen Psychotherapeuten, der mehr als drei Jahre mit ihr arbeitet.

So lange braucht sie, um sich als unabhängige, starke, für das Trinken ihres Ehepartners nicht mehr verantwortliche Frau zu empfinden und die notwendigen Schritte – eigene Wohnung und Inanspruchnahme anwaltlicher Unterstützung – einzuleiten.

Co-Abhängigkeit fällt nicht vom Himmel, sondern bahnt sich ganz allmählich an. So wie beim Trinker die Übergänge zwischen »normalem« Trinken, Problemtrinken und Abhängigkeit fließend sind, entwickelt sich Co-Abhängigkeit aus leichten Varianten des Co-Verhaltens. Co-Verhalten ist ein Handlungsmuster, das in die Co-Abhängigkeit führen kann, wenn es nicht früh genug erkannt und abgestellt wird. Es beginnt, wenn die Bezugspersonen eines Trinkers die negativen Folgen des Trinkens tolerieren.

Da wir hoffen, dass nicht alle unsere Leser fortgeschrittene Co-Abhängige sind, werden wir im Folgenden meistens den Begriff Co-Verhalten wählen, ähnlich wie wir im Allgemeinen nicht vom Alkoholiker, sondern vom Trinker oder Problemtrinker reden. Die Einschätzung, ob Ihr Co-Verhalten so weit fortgeschritten ist, dass Sie fachliche Unterstützung benötigen, können Sie selbst am besten – im Dialog mit den Fachleuten in Selbsthilfegruppen und professionellen Beratungseinrichtungen – vornehmen.

Übernahme von Verantwortung

Beginnt der Problemtrinker unzuverlässiger zu werden und wichtige Aufgaben zu vernachlässigen, springen häufig Menschen im Umfeld ein und tragen die Verantwortung für ihn mit, denn »irgendeiner muss die Dinge ja erledigen«. Partner fangen an, den Schriftkram und die Finanzen allein zu managen, kümmern sich verstärkt um die Kinder und rufen auch schon mal montags im Büro an, um den Kater als Grippe auszugeben. Kollegen zeichnen sich durch große Hilfsbereitschaft aus, übernehmen Tätigkeiten für den trinkenden Kollegen mit und schützen ihn vor den Argusaugen des Vorgesetzten. Man will ihn nicht hängen lassen, weil »er doch eigentlich ein anständiger Kerl ist«. Diese ehrenwerten Motive führen auf die Dauer zu katastrophalen Folgen:

- Der Problemtrinker wird mehr und mehr von allen Problemen entlastet und muss die Konsequenzen seines Fehlverhaltens nicht mehr tragen. Er wird allerdings auch in zunehmendem Maße entmündigt und von Entscheidungsprozessen ausgeschlossen.
- Der Angehörige oder Kollege wird durch seine Mehrarbeit mit der Zeit überlastet, reagiert irgendwann wütend, verzweifelt oder gekränkt und macht den Abhängigen dafür verantwortlich. Er investiert eine Menge Energie in die Wiedergutmachung der Trinkfolgen und setzt sich zu wenig mit seiner eigenen Situation auseinander.

An diesem Punkt ist es ungeheuer wichtig, dass Sie zu Ihrer eigenen Person und der Verantwortung für sich selbst zurückkehren und den Trinker wieder als das sehen, was er ist: eigenständig und eigenverantwortlich für sein gesamtes Tun und Lassen, auch wenn Chaos herrscht. Diese Sicht ermöglicht Ihnen den Abstand, der für klares Handeln notwendig ist.

Kontrollversuche

Vor allem Partner und Kinder versuchen oftmals über Jahre, den Problemtrinker und seinen Alkoholkonsum zu kontrollieren. Da werden Flaschen in Schränken gesucht und triumphierend weggeschüttet, da lässt man Vater »zufällig« abends nicht mehr allein, »weil er ja Dummheiten machen könnte«. Hinter all diesen vergeblichen Bemühungen stehen auf Seiten der Angehörigen extreme Hilflosigkeit und Verzweiflung, während der Trinker meist mit Wut oder Achselzucken und Ausweichmanövern (z. B. noch besseren Verstecken) reagiert.

Wenn Sie auf den Trinker starren wie das Kaninchen auf die Schlange, bewirken Sie nichts. Im Gegenteil, Sie machen Ihr Wohlergehen vom destruktiven Verhalten eines anderen abhängig, so dass es Ihnen selten gut gehen wird, und dem Problemtrinker verschaffen Sie ein paar zusätzliche Gründe, sich über die Welt zu beklagen.

Daher bleibt Ihnen nur eines übrig: Sie müssen sich auf sich selbst besinnen und sich eingestehen, dass Sie dem Trinken des anderen hilflos gegenüberstehen und nichts daran wirklich kontrollieren können.

Fehlende Klarheit und inkonsequentes Verhalten

Menschen, die ansonsten sicher im Leben stehen und viel Menschenkenntnis besitzen – sich also im Alltag kaum »über den Tisch ziehen lassen« würden –, werden von trinkenden Partnern jahrelang mit Versprechungen abgespeist. Sie treffen Vereinbarungen mit ihnen, die sie niemals überprüfen können, und reagieren inkonsequent auf die atemberaubendsten Entgleisungen und Enttäuschungen. Wie kann das passieren?

Das Vertrackte am Alkoholproblem ist, dass der Trinker seinen Besserungs-Wunsch durchaus glaubt und glaubhaft nach außen vermittelt. Er ist am Morgen, verkatert und beschämt über sein erneutes Versagen, völlig überzeugt davon, nie wieder einen Tropfen anzurühren – bis abends dann wieder irgendein Ärger ertränkt oder eine Freude begossen werden muss.

Partner und Angehörige folgen ihm mit übergroßer Leidensfähigkeit, um der Wahrheit nicht ins Auge blicken zu müssen. Dann würde nämlich klar werden (und in wachen Momenten haben sie es längst erkannt), dass sie handeln müssten. Handeln gegen das Beharrungsvermögen der Gefühle, gegen Liebe, gemeinsame Interessen und Verantwortlichkeiten und gegen die Angst vor den Folgen. Die einzige Möglichkeit, sich selbst – und dadurch auch dem Trinker – zu helfen, besteht darin, ihm Klarheit über seine Verfehlungen zu geben, deutliche Konsequenzen aufzuzeigen und diese im Ernstfall auch einzuhalten.

Schuld und Scham

Ein weiterer Grund, der Bezugspersonen von Trinkern vor konsequentem Verhalten zurückschrecken lässt, sind Schuldgefühle. Menschen, die für Co-Verhalten empfänglich sind, fühlen sich oft stärker für das Verhalten anderer verantwortlich, als es ihnen gut tut. Das macht sie anfällig für Schuldvorwürfe, die Problemtrinker in ihrer Rechtfertigungsnot häufig äußern: »Du (mit deinem ewigen Nörgeln, Dominieren, Jammern, Rechthaben etc.) bist schuld, dass ich trinke!«, »Wenn du und die Welt anders wären, müsste ich nicht so viel saufen!«

Viele Angehörige nehmen diese Schuld auf sich und schaffen es dadurch nicht, sich und die Familie vor dem drohenden Strudel in Sicherheit zu bringen: »Wenn mein Mann vor die Hunde geht, bin ich schuld!«, »Ich hasse es so, eine Säuferin zur Frau zu haben, aber wenn ich weggehe, was wird dann mit den Kindern?« So zieht sich eine Schlinge fest, aus der alle Beteiligten ohne Hilfe von außen meist kein Entrinnen mehr finden.

Erwachsene, die als Kinder mit einem abhängigen oder exzessiv trinkenden Elternteil groß geworden sind, haben dabei besondere

Schwierigkeiten mit ihren Schuldgefühlen. Über viele Jahre der Kindheit hinweg hat sich bei ihnen – bewusst oder unbewusst – die Überzeugung gebildet, dass es an ihnen liegt, wenn die Eltern trinken. Dies wird vom Trinker durch – oft beiläufige – Aussagen verstärkt wie: »Wenn du anders wärst (fleißiger, besser in der Schule, mehr zu Hause usw.), wäre ich zufriedener.« Oder: »Du machst mir so viele Sorgen!« Dahinter schwingt immer mit: »Deshalb muss ich so viel trinken.« Solange Sie Schuldgefühle oder Scham wegen des Trinkens eines anderen empfinden, sind Sie handlungsunfähig. Erst wenn Sie erkannt haben, dass er für sein Trinken und dessen Folgen ganz allein verantwortlich ist, gewinnen Sie die Unabhängigkeit, die Sie für die Konfrontation mit dem Trinker brauchen.

Alles dreht sich um den Trinker

Rings um den Trinker bauen sich verschiedene Kreise von Menschen auf, die alle vom Alkoholproblem betroffen sind – je näher, desto stärker (siehe Grafik 5 auf Seite 150). Die Ehefrau, der Ehemann, Sohn oder Tochter sind viel tiefer verstrickt und haben entsprechend kleinere Handlungsspielräume als beispielsweise ein Freund, der seinen Umgang mit dem häufig betrunkenen Freizeitpartner einfach einschränken kann, oder ein Vorgesetzter, der die Möglichkeit hat, ihn oder sie mit arbeitsrechtlichen Konsequenzen zu konfrontieren.

Partner

Ehe- und Lebenspartner von Alkoholikern verbringen oft Jahre bis Jahrzehnte an der Seite eines Trinkers, ohne einen Schlussstrich ziehen zu können. Viele drohen immer wieder Konsequenzen an, lassen sich aber auch genauso oft überreden oder begnügen sich mit Versprechungen. Andere werden krank, vielleicht

Grafik 5: Kreise der Co-Abhängigkeit

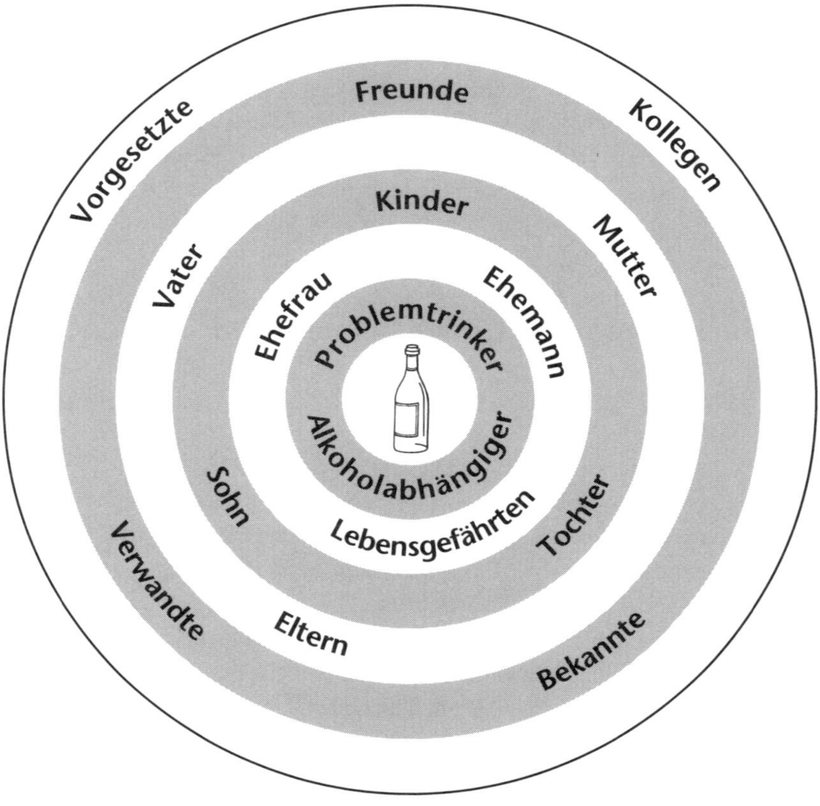

selbst alkohol- oder medikamentenabhängig, um das alles noch aushalten zu können – und manchmal sogar, um dem Partner wieder näher zu kommen.

Den vielfältigen Facetten des Co-Verhaltens ist gemeinsam, dass die Partner ihr Leben und ihre Zufriedenheit vom Verhalten eines anderen abhängig machen und sich ans Trinken oder Nicht-Trinken des Abhängigen klammern, fast so wie dieser sich an seine Flasche klammert.

Über die Wurzeln eines solchen Verhaltens wird viel geschrieben und gesprochen. Wir denken, dass Sie am meisten erreichen, wenn Sie konkrete Veränderungen in Angriff nehmen, wie sie im Abschnitt »Lösungswege« (Seite 154ff.) beschrieben sind, und nicht unbedingt Jahre auf der Suche nach den Ursachen verbringen, die wahrscheinlich in Ihrer eigenen Kindheit zu finden sind. Der Schlüssel für Ihr Verhalten kann tief verschüttet in der Vergangenheit liegen – verändern müssen Sie sich aber jetzt und in Zukunft.

Kinder

Wenn es überhaupt Opfer ohne jegliche Verantwortung im Trinkerdrama gibt, dann sind es die Kinder von trinkenden Eltern. Sie wachsen in instabilen Verhältnissen auf, erleben in vielen Fällen Gewalt, sexuelle Übergriffe und psychische Bedrohung und dürfen meist nicht einmal darüber reden, um die Fassade der »heilen Familie« nicht zu beschädigen. Eigene Schuldgefühle, hilflose Liebe, dann wieder Wut auf den Abhängigen wechseln sich ständig ab und führen zu tiefer Verzweiflung und emotionaler Erstarrung, um »nichts mehr spüren zu müssen«.

Die innere Not dieser Kinder ist für einen Außenstehenden kaum nachvollziehbar. Die emotionale Sicherheit, die sie zur Entwicklung so dringend brauchen, existiert nicht. Der Abhängige ist sprunghaft und unzuverlässig und lenkt über das Suchtmittel die Familie. Das andere Elternteil verstrickt sich in hilflose Bemühungen, ist mit sich beschäftigt oder krank, vor allem aber unfähig, dem Spuk durch einen klaren Schnitt ein Ende zu bereiten. Das Kind kann nicht über seine Situation sprechen und auch keinen mit nach Hause nehmen, weil es sich so schämt.

Kinder versuchen, durch unterschiedliches Rollenverhalten mit dieser Zwangslage zurechtzukommen. Da gibt es den Helden, dessen Aufgabe es innerhalb der Familie ist, für Glücks- und Erfolgsmomente (durch schulische, sportliche o.ä. Leistungen) zu sorgen, der selbst aber innerlich verhungert. Der Helfer übernimmt die Verantwortung für die Eltern und muss viel zu früh erwachsen sein. Dem schwarzen Schaf gelingt es, durch negative Aktionen vom Süchtigen abzulenken, allerdings um den Preis eigener Selbstschädigung (oft auch durch Drogen und Alkohol). Das stille Kind fällt nicht auf, macht keine Probleme und zieht sich zunehmend in eine Phantasiewelt zurück, die es hin und wieder durch emotionale Eruptionen verlässt. Zuletzt hat auch der Clown seinen Platz innerhalb der Suchtfamilie; er überspielt Angst und Schmerz mit lustigen Aktionen und poliert damit das trübe Leben aller ein wenig auf.

Kinder, die in einem solchen System groß werden, sind in ihrer Persönlichkeit beeinträchtigt und selbst suchtgefährdet. Oft geraten sie auch in Partnerschaften mit trinkenden und/oder gewalttätigen Männern und Frauen oder entwickeln psychische bzw. psychosomatische Erkrankungen. Sie zeigen stärker als andere große Opferbereitschaft und fühlen sich – aus ihrer erlebten Hilflosigkeit heraus – oft nur schwer in der Lage, ihr Leben aktiv anzugehen und positive Veränderungen einzuleiten.

Eltern

Wer sein Kind ins Trinken abgleiten sieht, ist meist mehr als andere mit Schuldgefühlen konfrontiert, die sich in Rechtfertigungsversuchen, gutgemeinten Ratschlägen und verzweifelten Hilfsangeboten niederschlagen: »Wir haben doch immer alles für dich getan!«, »Bitte, hör' doch bloß mit dem Saufen auf, du wirst dich noch kaputtmachen!«, »Wie kannst du das deinen Eltern antun?«, »Ich hol' dich da raus, sag' mir nur, wie ich dir helfen soll!«

Dies alles ist fast immer zum Scheitern verurteilt. Kinder reagieren meistens sehr allergisch auf alle verzweifelten und meist zu späten erzieherischen Versuche der Eltern und verstärken aus Trotz oder Wut ihren Konsum, nutzen aber andererseits deren Hilfsangebote schamlos aus. Manchmal steht der Einstieg auch in

Zusammenhang mit ungeklärten Konflikten mit den Eltern, so dass diese leider die letzten sind, die positive Veränderungen bewirken können.

Eltern von Trinkern sind – gleich nach den Kindern – am hilflosesten und besonders auf die Unterstützung durch andere angewiesen. Sie müssen lernen, in erster Linie etwas für sich selbst zu tun. Nur dann können sie ihrem Kind helfen.

Freunde und Bekannte

Freunde und Bekannte sind manchmal die Ersten, die ins Vertrauen gezogen werden, meist erfahren sie es jedoch von anderen oder vermuten etwas. Freunde sind selten direkt Betroffene; gleichwohl können sie wichtige Stützen für das Nüchtern-Werden des Trinkers sein (wenn sie nicht gerade Saufpartner oder Stammtischkollegen sind).

Leider aber bevorzugen viele Freunde und Bekannte das Gespräch *über* den Trinker, anstatt *mit* ihm über sein Problem zu reden. Mit fortschreitendem Stadium gehen sie ihm dann immer mehr aus dem Weg und meiden gemeinsame Treffpunkte. Manchmal stellen sie sogar den Kontakt mit der betroffenen Familie ein, um nicht mit den Sorgen und der Hilflosigkeit der Angehörigen konfrontiert zu werden.

Vorgesetzte und Kollegen

Menschen, die berufstätig sind, verbringen einen Großteil des Tages am Arbeitsplatz. So gehören auch die Kollegen und Vorgesetzten zu den Ersten, die – nach der Familie – ein Alkoholproblem und seine Auswirkungen mitbekommen: Unzuverlässigkeit, Leistungsabfall, Fehlzeiten, Schuldzuweisungen, Streit oder Ratlosigkeit entstehen; das Arbeitsklima und die Produktivität werden dadurch stark belastet.

Vorgesetzte reagieren oft hilflos und inkonsequent auf solche Auffälligkeiten, weil ihnen ein Gespräch zum Thema Alkohol unangenehm ist: Erstens trinken sie vielleicht selbst gerne hin und wieder einen »über den Durst«, haben deshalb ein schlechtes Gewissen und tun sich schwer, einen Mitarbeiter auf Alkohol anzusprechen. Zweitens wissen sie meistens nicht, wie sie vorgehen und den Mitarbeiter mit seinen arbeitsvertraglichen Pflichtverletzungen konfrontieren sollen.

Kollegen machen ähnliche Fehler wie die Freunde. Sie reden über den Trinker, aber nicht mit ihm. Außerdem neigen sie dazu, seine Arbeitsausfälle gegenüber den Vorgesetzten zu vertuschen, indem sie beispielsweise für ihn einspringen. Sie tun dies oft über lange Zeiträume und erst, wenn der Trinker schon massiv abhängig ist, lassen sie ihn fallen wie eine heiße Kartoffel: »Jahrelang haben wir zu dir gestanden und du hast uns immer wieder enttäuscht. Jetzt reicht's!«

Lösungswege

Bei der Beschreibung von Co-Verhalten ging es zuletzt um Vorgesetzte und Kollegen. Beim Aufzeigen von Lösungswegen stehen sie jedoch an erster Stelle. Das hat seinen Grund:

In den USA gibt es seit den vierziger Jahren in fast allen großen Unternehmen Suchtprogramme. Einen wichtigen Teil dieser Programme nennen die Amerikaner »To raise the bottom«, was auf Deutsch »Boden anheben« heißt. Dabei geht es darum, nicht abzuwarten, bis sich ein Problemtrinker so weit zu Grunde gerichtet hat, dass er und seine Familie am Boden liegen; vielmehr soll dieser Boden der Tatsachen schon vorher künstlich angehoben und der Betroffene so früh wie möglich mit seinem Alkoholproblem konfrontiert werden. Dies funktioniert, indem man ihm deutlich macht, dass das Unternehmen alkoholbedingte Minderleistung und Fehlverhalten nicht mehr hinnimmt und von ihm erwartet, dass er seine Probleme bewältigt. Wenn er will, bekommt er dafür professionelle Unterstützung oder Behandlung. Ansonsten wird er entlassen.

Dieses Konzept wird auch seit einigen Jahren in vielen deutschen Großunternehmen und Verwaltungen angewandt, wobei aus arbeitsrechtlichen Gründen hier einem Betroffenen erst gekündigt werden kann, wenn er mehrere Angebote zur Therapie abgelehnt hat (oder nach der Therapie rückfällig geworden ist) und für seine arbeitsbezogenen Versäumnisse korrekt abgemahnt worden ist.

Weder in den amerikanischen noch in den deutschen Unternehmen geht es darum, Mitarbeitern wegen Alkoholproblemen schnell zu kündigen, sondern sie entsprechend zu motivieren, sich ihre eigene Arbeitsfähigkeit zu erhalten. Dies hat vorrangig ökonomische Gründe, weil die Rekrutierung und Einarbeitung von neuen Mitarbeitern teurer ist, als einen bereits bewährten Mitarbeiter zu unterstützen und seine Arbeitskraft zu erhalten.

Immer wenn sich eine Verfahrensweise wirtschaftlich rechnen muss, steht sie unter dem Zwang zur Effizienz. So ist auch das Konzept des »Bodenanhebens« inzwischen weiterentwickelt und verbessert worden und heißt heute »constructive confrontation«, also »konstruktive Konfrontation«. Im Folgenden soll Ihnen das Prinzip verdeutlicht und anschließend anhand einer Situation am Arbeitsplatz sowie einer privaten Situation beschrieben werden.

Das Prinzip der konstruktiven Konfrontation

Das Prinzip ist denkbar einfach und beruht auf zwei Grundsätzen, die allerdings hundertprozentig konsequent umgesetzt werden müssen:

– Ungeschminkte Konfrontation des Trinkers mit allen Folgen seines Trinkens und keinerlei Unterstützung mehr bei allen Pro-

blemen, die auch nur im Entferntesten mit seinem Trinken zu tun haben.
– Bestmögliche Unterstützung für den Trinker bei seinen Bemühungen, mit dem Problemtrinken aufzuhören.

Entscheidend ist, dass Sie nur Konsequenzen aufzeigen, die Sie nachher voll und ganz einhalten können. Wenn es also tatsächlich schon so weit ist, dass Sie Trennung oder Kündigung angedroht haben, müssen Sie sie auch umsetzen. Besser ist es natürlich, Sie konfrontieren den Trinker zu einem früheren Zeitpunkt mit weniger gravierenden Konsequenzen.

Um den richtigen Ton zu treffen und die passenden Verhaltensänderungen einzufordern, müssen Sie berücksichtigen, in welcher Phase des Problemtrinkens (und des Co-Verhaltens) sich alle Beteiligten befinden, welche Konfrontationen schon stattgefunden haben und welche Konsequenzen bisher schon angedroht wurden. Es ist ein Unterschied, ob Ihnen ein Fehlverhalten durch Alkoholmissbrauch zum ersten Mal aufgefallen ist oder ob jemand schon häufig durch sein Trinken Probleme verursacht hat. Im ersten Fall kann es beispielsweise einem Vorgesetzten reichen, absolute Nüchternheit während der Arbeitszeit zu vereinbaren. Im zweiten Fall ist es möglicherweise auf Grund der Vorgeschichte sinnvoll, eine ambulante oder stationäre Therapie zur Voraussetzung für eine weitere Zusammenarbeit zu machen.

Ein amerikanischer Berater für konstruktive Konfrontation (schon seit 20 Jahren gibt es in den USA meist freiberufliche Spezialisten, die Familien und Unternehmen bei der Konfrontation mit Trinkern unterstützen), der mehrere Tausend Konfrontationen begleitet hat, empfiehlt, besonders zwei Gesichtspunkte zu berücksichtigen, um Trinker für eine tatsächliche Veränderung ihres Lebens zu motivieren:

1. Drohen Sie nur mit Konsequenzen, die Sie einhalten können.
2. Geben Sie dem Trinker die Chance, sein Gesicht zu wahren.

Die erste Empfehlung bedeutet, dass Sie sich Zeit nehmen sollten, alle Konsequenzen so weit wie möglich zu bedenken, die Folgen abzuklären und mit Hilfe neutraler Dritter vorher gedanklich durchzuspielen. Zum zweiten sind Sie aufgefordert, die Trinkprobleme sachlich und nicht moralisierend oder vorwurfsvoll anzusprechen; die verlangten Veränderungen und die Konsequenzen, die Sie androhen, sollten nicht überzogen oder von Rache geprägt sein. Insgesamt sollten Sie ihm mit Wohlwollen – oder auch, wenn möglich, mit Liebe – begegnen und ihm Ihr Interesse an der Besserung seiner Situation deutlich machen.

Konstruktive Konfrontation am Arbeitsplatz

Wenn Sie als Vorgesetzter ein intuitives Unbehagen verspüren, weil Sie vermuten, dass ein Mitarbeiter Probleme mit Alkohol hat, ist dies selten ein Zufall. Sie sollten von nun an Leistungsmängel, Fehlzeiten, Kurzkrankheiten, kurzfristige oder nachträgliche Urlaubstage und andere Auffälligkeiten und Anzeichen von Alkoholmissbrauch genau dokumentieren (nicht als »heimliche Personalakte«, sondern als eine persönliche Gedächtnisstütze).

Erhalten Sie dadurch konkrete Hinweise auf Probleme, sollten Sie den Betroffenen zu einem vertraulichen Vier-Augen-Gespräch bitten. Bereiten Sie das Gespräch schriftlich vor: Legen Sie das Ziel des Gesprächs fest, beschreiben Sie so konkret wie möglich die Probleme, die Auflagen und die Konsequenzen, wenn die auferlegten Verpflichtungen nicht erfüllt werden. Für das Gespräch selbst sind folgende Punkte zu beachten:

- wenn möglich, Anerkennung der früheren Leistungen und Wertschätzung der Person;
- Aufzeigen der so konkret wie möglich dokumentierten Leistungs- und Verhaltensprobleme;
- Bitte um Stellungnahme (nur zu konkreten Problemen);

- Empfehlung von Suchtberatung (da Sie kein Suchtexperte sind) oder therapeutischen Maßnahmen;
- Nüchternheit als Auflage während der gesamten Arbeitszeit;
- weitere sinnvolle arbeitsbezogene Auflagen;
- konkrete arbeitsrechtliche Konsequenzen bei Nichteinhaltung der Auflagen;
- Termin für Kontrollgespräch in sechs bis acht Wochen.

Vorsicht: Stellen Sie niemals die Diagnose »Alkoholiker« oder »Alkoholismus/Alkoholabhängigkeit«, sondern sprechen Sie von Problemen durch Alkohol. Diskutieren Sie auch nie über Trinkmengen, sondern fordern Sie absolute Nüchternheit von Arbeitsbeginn bis Arbeitsende (im individuellen Fall dürfen Sie dies auch ohne Betriebsvereinbarung).

Wenn Sie dieses Gespräch ruhig und sachlich führen, alle Auflagen überprüfen und Termine einhalten, haben Sie sich selbst und dem Mitarbeiter einen großen Dienst erwiesen:

- Sie haben endlich klare Verhältnisse geschaffen und sind wieder handlungsfähig.
- Der Mitarbeiter bekommt einen eindeutigen Hinweis auf sein Alkoholproblem und kann nun etwas dagegen tun.

Falls der Mitarbeiter Ihre Auflagen nicht einhält, setzen Sie unbedingt die arbeitsrechtlichen Konsequenzen um. Dafür sollten Sie mit einer Person Kontakt aufnehmen, die Erfahrung im betrieblichen Umgang mit Alkoholgefährdeten hat und die arbeitsrechtlichen Bedingungen gut kennt, zum Beispiel jemand aus der Arbeitnehmervertretung (die Sie ja in jedem Fall bei disziplinarischen Schritten hinzuziehen müssen) oder der Personalabteilung. Sie können aber auch den Betriebsmediziner oder betrieblichen Sozialberater hinzuziehen. Externe Beratung bekommen Sie bei einer örtlichen Suchtberatungsstelle. Weitere Adressen oder Literaturhinweise finden Sie in den nachfolgenden Kapiteln dieses Buches.

Die Erfahrungen aus vielen Unternehmen zeigen, dass ein Mitarbeiter in der Regel auf konsequentes Verhalten positiv reagiert und etwas gegen sein Alkoholproblem unternehmen wird – in schwierigen Fällen spätestens dann, wenn ihm nach der zweiten Abmahnung eine Therapie zur Auflage gemacht wird, mit der Alternative, ansonsten der personenbedingten Kündigung entgegenzusehen.

Konstruktive Konfrontation im Privatleben

Konfrontation unter Freunden

Irgendwann dämmert Ihnen, dass ein guter Freund, dessen Trinkverhalten Sie in den letzten Jahren zunehmend kritisch wahrgenommen haben, offensichtlich gravierende Probleme mit Alkohol hat. Sie sollten sich eine halbe Stunde Zeit nehmen und konkret die Situationen aufschreiben, in denen Ihnen seine Trinkprobleme aufgefallen sind, und dann mit ihm ein Vier-Augen-Gespräch planen. Folgende Punkte sind bei diesem Gespräch zu beachten:

- Wertschätzung der Person des Trinkers,
- Beschreibung der konkreten alkoholbedingten Verhaltensprobleme,
- Empfehlung von Suchtberatung (Sie sind kein Suchtexperte) oder Therapie,
- Aussprechen konkreter Erwartungen,
- Konsequenzen, wenn die Erwartungen enttäuscht werden sollten,
- Angebot zur Unterstützung bei der Bewältigung des Problems.

Vorsicht: Stellen auch Sie nicht die Diagnose »Alkoholiker«, sondern beschreiben Sie die durch Alkohol verursachten Probleme. Lassen Sie sich nicht auf fadenscheinige Erklärungen bezüglich der Trinkprobleme und auf Schuldzuweisungen ein und diskutieren Sie nicht über Trinkmengen.

Wenn Sie dieses Gespräch ruhig, ohne Vorwürfe und von der Sorge um den Freund geprägt führen, haben Sie:

- entweder einem Freund dabei geholfen, etwas gegen sein Alkoholproblem zu tun,
- oder einen Freund weniger, dessen Freundschaft Sie allerdings in der Folge zunehmend belasten würde.

Falls Sie das mögliche Fehlschlagen Ihrer konstruktiven Konfrontation nicht hinnehmen wollen, weil Ihnen der Freund zu wichtig ist, sollten Sie Kontakt zu anderen Bezugspersonen – wenn vorhanden, am sinnvollsten zu den Angehörigen – aufnehmen.

Konfrontation im größeren Kreis

Idealerweise finden Sie unter den Angehörigen oder im Freundeskreis Verbündete, die das Alkoholproblem des Betroffenen auch nicht mehr länger hinnehmen möchten. Sie können in der Regel davon ausgehen, dass das Trinkproblem bereits fortgeschritten ist und wahrscheinlich eine Abhängigkeit vorliegt; wegen leichter Trinkprobleme wird meist nicht der Aufwand betrieben, eine Konfrontation im größeren Kreis vorzubereiten und durchzuführen. Bei dieser Art der Konfrontation sind folglich Familienangehörige dabei, von denen einige bereits massiv in die Co-Abhängigkeit verstrickt sind. Abstinenz und Behandlung des Trinkers stellen das einzig sinnvolle Ziel dar.

Am besten nehmen Sie vorher Kontakt zu einer Suchtberatungsstelle auf, erläutern dort Ihr Vorhaben und fragen, ob es jemanden gibt, der Sie bei der Vorbereitung und Durchführung der Konfrontation beraten und begleiten kann. Falls das möglich ist, überlassen Sie die Koordination des weiteren Vorgehens dieser Person; falls nicht, informieren Sie sich über die Bedingungen für eine Beratung oder Behandlung des Abhängigen und gehen Sie dann folgendermaßen vor:

- Legen Sie fest, wer die Federführung bei der Vorbereitung und Durchführung der Konfrontation hat. Dies sollte entweder die Person mit der höchsten Autorität bei dem Betroffenen sein oder jemand, der auf Grund seiner Persönlichkeit und Klarheit bezüglich des Alkoholproblems die größte Wirkung verspricht.
- Suchen Sie die Personen aus, die an der Konfrontation teilnehmen werden. Diese sollten deutlich beschreibbare Erfahrungen mit den Alkoholproblemen des Betroffenen haben, persönliche Betroffenheit und Interesse an der Behandlung eindrucksvoll vermitteln und trotz emotionaler Befangenheit klare Erwartungen aussprechen und angedrohte Konsequenzen umsetzen können.
- Wenn die Federführung und die Teilnehmer festgelegt sind, sollten sich alle Beteiligten vorher mehrmals zur Vorbereitung der Konfrontation treffen. Prüfen Sie, ob alle die konkreten Probleme schriftlich fixiert haben und diese gegenüber dem Betroffenen deutlich und eindrucksvoll vortragen können. Überlegen Sie sich genau, ob die Erwartungen und Konsequenzen durchdacht und einhaltbar sind, und einigen Sie sich auf eine Version, die der Federführende bei der Konfrontation aussprechen soll. Prüfen Sie, ob alle ihre Rollen einhalten können oder ob jemand zum »Umkippen« neigt und besser bei der Konfrontation nicht dabei sein sollte. Wenn möglich, spielen Sie die Konfrontation in einem Rollenspiel vorher durch.

Für das Konfrontations-Treffen selbst beachten Sie bitte folgende Punkte:

- Am Anfang wird die Betroffenheit der Beteiligten über die Probleme und das Interesse an Abstinenz und Behandlung des Abhängigen deutlich gemacht.
- Alle Teilnehmer haben ihre Sicht der Probleme schriftlich fixiert und tragen sie ruhig und ohne Vorwürfe vor.
- Der Federführende spricht die Auflagen und Konsequenzen aus.
- Alle machen deutlich, dass sie den Abhängigen bei seiner Abstinenz und bei der Behandlung unterstützen werden.

Man kann in einer ersten Konfrontation auch nur die Abstinenz des Betroffenen einfordern und mit ihm vereinbaren, dass er dann Therapie macht, wenn er wieder einen Tropfen trinkt. Das bringt zwar den Vorteil, dass der Abhängige, nach einem zu erwartenden Rückfall, seiner Therapie im voraus selbst zugestimmt hat. Der Nachteil ist, dass wertvolle Zeit verstreicht und solch eine gut organisierte Konfrontation vielleicht kein zweites Mal zustande kommt.

Hilfsangebote für Bezugspersonen

Egal, ob Sie noch am Anfang eines langen Weges der Erkenntnis stehen und rätseln, wie »schlimm« Ihr Co-Verhalten und das Problem »Ihres« Trinkers sind und welche Konsequenzen Sie daraus ziehen sollten, oder ob Sie bereits eine konstruktive Konfrontation durchgeführt haben und der Trinker sich in therapeutischer Behandlung befindet: In jeder Phase Ihres Weges empfehlen wir Ihnen, sich Unterstützung bei einer Suchtberatungsstelle oder einer Selbsthilfegruppe zu suchen.

Sie müssen lernen, etwas für sich selbst zu tun und nicht Ihr Wohlbefinden von dem Trinkverhalten Ihres Partners abhängig zu machen. Dafür brauchen Sie die Unterstützung anderer Angehöriger von Trinkern, die schon mehr Erfahrung darin haben und in der Lage sind, Ihnen wertvolle Tips zu geben. Sie können Ihnen den Rücken stärken für die notwendigen Konsequenzen gegenüber dem Trinker und für Ihren Weg zu mehr eigenverantwortlichem Handeln.

Alle Suchtberatungsstellen bieten Ihnen entweder selbst Angehörigengruppen, in der Regel unter therapeutischer Leitung, an oder empfehlen Ihnen Selbsthilfegruppen in Ihrer Nähe. Alle Selbsthilfeverbände verfügen über Gruppenangebote für Angehörige von Trinkern. Die Kontakt-Adressen finden Sie im nächsten Kapitel.

Rückfall-Prävention für Co-Abhängige

Wenn Sie mit Hilfe einer Suchtberatungsstelle oder einer Selbsthilfegruppe zu der Einsicht gekommen sind, dass der Trinker abhängig ist (und Sie co-abhängig), kann es bei ihm nur noch um Abstinenz gehen – und bei Ihnen darum, dass Sie nur noch Abstinenz akzeptieren.

Nicht dass Sie jetzt für die Abstinenz des Trinkers verantwortlich wären: Die Verantwortung für sein Handeln trägt er weiterhin ausschließlich selbst. Sie sind für Ihren Teil verantwortlich, nämlich – für den Fall, dass er wieder trinkt – klare Konsequenzen aufzuzeigen und diese auch im Ernstfall umzusetzen. Auf keinen Fall sollten Sie täglich mit dem Rückfall rechnen und in ständiger Sorge sein oder permanent auf den Abhängigen aufpassen und ihn (vermeintlich) vor Schwierigkeiten bewahren. Hingegen ist es notwendig, den Rückfall als Möglichkeit einzuplanen und klare Schritte hierfür zu überlegen, um nicht in den alten Strudel von Wut, Enttäuschung und Hilflosigkeit hineinzugeraten.

Ansonsten sollten Sie dafür sorgen, dass es Ihnen gut geht und Sie genügend Eigenständigkeit entwickeln, um auch einen Rückfall des Trinkers verkraften und ihm begegnen zu können, ohne dass Sie selbst in Ihrem Co-Verhalten rückfällig werden.

Der Trinker ist bekanntlich niemals vollkommen gegen einen Rückfall gefeit: Dieser kann sich drei Tage oder sechs Monate nach einer Suchttherapie ereignen, wenn dem Trinker klar wird, wie schwierig und unangenehm die Verhaltensänderungen sind, die eine dauerhafte Abstinenz erfordert. Ein Rückfall ist aber auch nach 15 Jahren und mehr möglich. Der Trinker will es noch einmal mit dem kontrollierten Trinken ausprobieren oder er ist in eine Krise geraten und hat sich und sein Leben vernachlässigt. Langsam rutscht er in den anfangs noch mäßig erscheinenden Konsum von Alkohol hinein – oder trinkt vom ersten Tag an wie besessen.

Die Erfahrung zeigt, dass ein solcher Rückfall nicht vom Himmel fällt, sondern vorher viele Anzeichen, die ihn ankündigen, übersehen wurden, und zwar beim Trinker selbst und bei seinem Co-System.

Das Co-System

Häufig spielen der Alkohol und die auf seiner Wirkung beruhenden Verhaltensweisen eine derart zentrale Rolle in dem Beziehungsgeflecht zwischen dem Trinker und seinen Co-Abhängigen, dass eine stabile Abstinenz ohne starke Veränderung der Beziehungen fast unmöglich ist. Man kann sich dieses Beziehungsgeflecht als System vorstellen, das bestimmten Gesetzmäßigkeiten unterliegt: Wie alle Systeme strebt auch das Co-System nach Gleichgewicht. Und wie alle lebendigen Systeme erhält es dieses Gleichgewicht durch Aktivität.

So ist das soziale Umfeld des Trinkers permanent in Bewegung, um die Folgen seiner Alkoholprobleme auszugleichen. Einige Co-Abhängige entwickeln hierbei jede Menge Energie, investieren sehr viel Zeit und definieren ihren eigenen Selbstwert über dieses ausgleichende Verhalten.

Hört nun der Trinker plötzlich und unerwartet – gleichzeitig lange herbeigesehnt – auf, Alkohol zu konsumieren, reagiert das Co-System wie alle lebendigen Systeme, bei denen sich ein wichtiger Teil anders als gewöhnlich verhält: Es gerät aus dem Gleichgewicht, vielleicht sogar außer Kontrolle. Damit es mit dem veränderten Zustand (Abstinenz des Trinkers) zurecht kommt und ein neues Gleichgewicht findet, müsste es sich neu organisieren.

Dies gelingt nicht ohne weiteres, denn Systeme sind träge. Sie versuchen, ihren alten Zustand wiederherzustellen. Beim Co-System bedeutet das: Alle Beteiligten agieren unbewusst so, dass dem Abhängigen auf Dauer fast nichts anderes übrig bleibt, als wieder mit dem Trinken anzufangen – wenn er sich nicht radikal von großen Teilen seines Bezugssystems lösen will.

Nicht nur der Trinker hat erhebliche psychosoziale Störungen, die allein durch das Aufhören mit dem Trinken keineswegs automatisch beseitigt werden; auch viele seiner Bezugspersonen kämpfen mit ähnlichen Problemen. So üben beispielsweise Freunde oder Kollegen oft erheblichen Druck auf den Abstinenten aus. Auch sie können sich häufig eine entspannte und freudige Geselligkeit nur in Zusammenhang mit Alkohol vorstellen. Diese Variante ist zum Glück relativ leicht zu erkennen und kann gemeistert werden, indem man lernt, den Trinkkumpanen und Trinksituationen aus dem Weg zu gehen.

Verdeckter, weitgehend unbewusst und deshalb auch viel gefährlicher sind die Verhaltensmuster besonders der nahen Angehörigen, die das Trinken des Abhängigen vordergründig zu verhindern trachten, es oft aber – gerade dadurch – gleichzeitig provozieren.

Spätestens, wenn ein Rückfall »passiert« ist, sollten sich auch die Angehörigen auf den Weg zu einer Selbsthilfegruppe oder Suchtberatungsstelle begeben: Erstens, um den Rückfall – wie er sich beim Trinker und im Verhalten der Co-Abhängigen angebahnt hat – auszuwerten. Zweitens, um frühe Anzeichen von Co-Verhalten in Zukunft erkennen und entsprechend gegensteuern zu können.

Ein Rückfall-Warnsystem für Co-Abhängige

Die Amerikaner Gorski und Miller, deren Genesungs-/Krisenraster für den Rückfall von Alkoholabhängigen bereits auf Seite 129 beschrieben wurde, haben auch die Erfahrungen sogenannter Rückfall-Präventions-Gruppen für Angehörige, von denen es in Nordamerika viele gibt, ausgewertet. Sie fanden dabei typische Einstellungen und Verhaltensweisen, die eine zunehmende Rückfallgefährdung der einzelnen Personen im Co-System frühzeitig signalisieren.

Dieses Warnsystem ist als Orientierung besonders für Angehörige gedacht, die bereits Erfahrungen mit Therapie- und/oder Selbsthilfegruppen haben bzw. sie regelmäßig besuchen. Sie sollen damit ihre Rückfallgefährdung frühzeitig erkennen und dann in den Gruppen besprechen, um gegensteuern zu können, bevor sie einen Rückfall des Trinkers provozieren.

Alle, die sich in den Punkten der »Vorphase« oder »Warnphase« wiederfinden, können mit der Unterstützung von Selbsthilfegruppen für Angehörige wieder aus dem Co-Verhalten aussteigen. Wer innerhalb der »Alarmphase« Parallelen zu seiner eigenen Situation erkennt, tut gut daran, sich zusätzlich professionelle Hilfe bei einer Beratungsstelle oder einem Psychotherapeuten zu holen. Die einzelnen Punkte müssen keineswegs unbedingt in der angegebenen Reihenfolge auftreten. Ebenso können einzelne Phänomene ganz ausbleiben, andere – hier nicht angeführte – dazukommen. Das Warnsystem ist als Orientierungshilfe zu verstehen, mit dessen Hilfe Sie die realen Probleme früher erkennen und dann in der Gruppe oder mit dem Therapeuten bearbeiten können.

Das Rückfall-Warnsystem für Co-Abhängige

Mit freundlicher Genehmigung der
CENAPS CORPORATION

I. Vorphase

1. *Aufweichen der eigenen Tagesstrukturen.* Ich lasse mich stark von äußeren Einflüssen aus meiner Tagesroutine bringen und komme nicht mehr zu den »guten Vorsätzen«, die für meine seelische Gesundheit wichtig sind.

2. *Vernachlässigung der eigenen Person.* Ich sorge wieder zuerst für andere. Die »kleinen Freuden« für mich selbst fallen immer häufiger weg.

3. *Erziehungsprobleme.* Grenzen für die Kinder werden von mir plötzlich zu frei oder zu rigide abgesteckt, wodurch häufig Streit und Desorientierung entstehen.

4. *Verlust klarer Prioritäten.* Ich reagiere oft konfus und spontan auf äußere Einflüsse, während wichtige Dinge unerledigt bleiben.

5. *Entscheidungsschwäche.* Ich schiebe wichtige Entscheidungen für das tägliche Leben aus Angst vor einer falschen Entscheidung oder unangenehmen Konsequenzen hinaus.

6. *Perfektionismus.* Mir scheint wieder nichts mehr zu genügen oder auszureichen, wodurch ich zunehmend unzufrieden werde.

II. Warnphase

1. *Dauermüdigkeit.* Meine Fähigkeit, mich zu erholen und Pausen zu machen, nimmt wieder rapide ab; ich fühle mich permanent erschöpft.

2. *Ressentiments und Schuldzuweisungen.* Irrationale Abneigungen und alte Verletzungen tauchen wieder auf und bestimmen häufig mein Denken und Fühlen.

3. *Kontrollbedürfnis.* Ich versuche, nicht nur meine Familie, sondern auch andere Menschen und Situationen wieder verstärkt zu kontrollieren, da es mir sonst nicht gut geht.

4. *Abwehrverhalten.* Meine frühere Rechtfertigungs- oder Verteidigungshaltung kehrt zurück und macht es mir schwer, Begegnungen mit anderen zu genießen.

5. *Selbstmitleid.* Ich grüble häufig und frage mich, warum ausgerechnet mir dies alles passiert.

6. *Veränderter Umgang mit Geld.* Spontan wird viel Geld verschleudert – ich gönne mir ja sonst nichts. Gleichzeitig wächst meine Besorgnis um die finanzielle Situation.

7. *Essstörungen.* Durch dauernde Appetitlosigkeit esse ich nichts mehr oder nur noch unregelmäßig. Manchmal stopfe ich auch wieder das Essen in mich hinein.

8. *Verlust von Eigenverantwortung.* Immer häufiger sind wieder die anderen schuld, dass es mir schlecht geht.

9. *Diffuse Ängste.* Ich spüre wieder häufig Nervosität und habe generelle Befürchtungen, ohne dass ich konkrete Auslöser erkennen kann.

10. *Sinnzweifel oder Verlust spiritueller Orientierung.* Ich fühle mich hilflos und schutzlos im Leben, der einzige Halt ist die Beziehung zum Abhängigen.

11. *Rückzug.* Andere können mir sowieso nicht helfen. Ich gehe seltener in meine Gruppe.

12. *»Tretmühlen«-Gefühl.* Ständig rasen meine Gedanken. Ich denke abwechselnd an Unerledigtes und ungelöste Probleme.

13. *Verlust der Planungsfähigkeit.* Dinge, die früher einfach zu erledigen waren, erweisen sich als unüberwindlich. Ich fühle mich dadurch wieder zunehmend hilflos und frustriert.

14. *Gefühlsmäßige Verwirrung.* Verschiedene Gefühle überlagern oder blockieren sich gegenseitig, ich finde aber keinen richtigen Zugang zu diesen Empfindungen.

15. *Schlafstörungen.* Schlaflose Nächte werden zur Regel, ich fühle mich am Morgen zerschlagen und erschöpft.

III. Alarmphase

1. *Hysterische Reaktionen.* Gefühle brechen durch, ohne dass ich irgendwelche Zusammenhänge erkennen kann.

2. *Kontrollverluste.* Aus einem Gefühl der Ohnmacht heraus agiere ich zunehmend unkontrollierter und kehre zu wüsten Beschimpfungen meines Partners oder unangemessenen Bestrafungen der Kinder zurück.

3. *Extreme Stimmungsschwankungen.* Himmelhoch jauchzend, zu Tode betrübt – dazwischen liegen bei mir oft nur wenige Momente. Ich leide wie früher unter extremen Stimmungsschwankungen – alles ohne ersichtlichen Grund.

4. *Vernachlässigung der sozialen Kontakte.* Meine Freunde und Bekannte werden mir unwichtiger; Einladungen oder erwartete telefonische Rückrufe fallen mehr und mehr unter den Tisch.

5. *Isolation.* Ich fühle mich zunehmend wieder einsam und isoliert, begründe dies aber mit meinen vielen Verpflichtungen.

6. *Tunnelblick.* Ich lasse kaum noch andere Meinungen gelten und ziehe mich – bockig und beleidigt – auf meine Sicht der Dinge zurück.

7. *Panikattacken.* Grundlos befallen mich Wellen von Panik und Schwindel, gleichzeitig fürchte ich mich wieder mehr und mehr davor, dass meine Ängste zurückkehren.

8. *Körperliche Probleme.* Die alten Symptome tauchen auf; Migräne und Allergien, Gastritis, Luftnot und andere Symptome engen meine Aktionsmöglichkeiten zunehmend ein.

9. *Missbrauch von Medikamenten oder Alkohol.* Ich setze gegen die seelischen oder körperlichen Beschwerden Medikamente ein und/oder trinke auch mal ein Gläschen zu viel, um das Elend zu vergessen.

10. *Preisgabe jeglicher Unterstützung.* Verschiedene, eher fadenscheinige Gründe bringen mich dazu, meine Therapiestunden oder Besuche der Selbsthilfegruppe völlig einzustellen.

11. *Selbstschädigendes Verhalten.* Obwohl ich erkenne, dass bestimmte Verhaltensweisen nicht gut für mich sind, ziehe ich sie trotzdem durch.

12. *Gleichgültigkeit.* Selbst Angelegenheiten, die gestern noch wichtig erschienen, interessieren mich nicht mehr – ich lasse alles laufen.

13. *Völliges Aufgeben der Tagesstruktur.* Ich kann nicht mehr glauben, dass ein normales Leben überhaupt möglich ist, und halte keinerlei Termine mehr ein.

14. *Verzweiflung und Suizidgedanken.* Ich fühle mich völlig verzweifelt und hoffnungslos; ich kann eigentlich nur noch schwer krank werden oder mich umbringen.

15. *Körperlicher Zusammenbruch.* Die körperlichen Symptome sind so gravierend geworden, dass ich mich in ärztlich-stationäre Behandlung begeben muss.

16. *Kollaps der Gefühle.* Die seelischen Probleme sind so stark geworden, dass ich dringend einer psychologisch-psychiatrischen Unterstützung bedarf.

Zusammenfassung

Menschen, die sich im nahen Umfeld von Trinkern aufhalten, können sich oft nicht ausreichend abschotten und lassen sich in die fatale Entwicklung mit hineinziehen. Partner schimpfen auf den Betroffenen und schützen ihn gleichzeitig. Kinder kontrollieren ihn verzweifelt und geraten in emotionales Chaos. Eltern unterstützen wider besseren Wissens und Kollegen entschuldigen den Abhängigen und seine alkoholbedingten Ausfälle. Unabhängig vom Verhalten des Trinkers sollten alle Beteiligten mit Hilfe von Fachleuten aus Therapie, Beratung und Selbsthilfe konsequent und konstruktiv an das Problem herangehen.

Die vorgestellte Methode der konstruktiven Konfrontation kann – wird sie konsequent und fachmännisch durchgeführt – für alle Beteiligten eine wichtige Stütze sein: Der Betroffene muss erkennen, dass es keinen »nassen« Ausweg mehr gibt; die Angehörigen schließen eine konstruktive Allianz, die ihnen helfen kann, aus einer – besonders für Partner und Kinder – verhängnisvollen Verstrickung wieder herauszufinden. Das Rückfall-Warnsystem für Angehörige schließlich schärft den Blick für unbewusste Einstellungen und Verhaltensmuster, die ansonsten in alte Co-Abhängigkeit und Hoffnungslosigkeit führen würden, und unterstützt Sie beim Aufbau von sinnvollen Handlungsalternativen.

10. Wo finde ich Hilfe? Die wichtigsten Adressen und Telefonnummern

Wie beantrage ich welche therapeutische Behandlung?

In Deutschland gibt es eine klare Aufteilung, wer was finanziert. Die *gesetzlichen Krankenkassen* stehen – zur Zeit noch – für ambulante, nicht auf Sucht allein bezogene Psychotherapien, Entgiftungen und kürzere Motivationstherapien (als Vorbereitung für stationäre Therapien) ein und übernehmen in der Regel die Kosten dafür. Private Krankenkassen wie auch Landes- und Bundesbeihilfe sehen bei Abhängigkeit und/oder Notwendigkeit von Psychotherapie sehr unterschiedliche, mehrheitlich ablehnende Bestimmungen vor, die einzeln zu erfragen sind.

Die *Rentenversicherungsträger*– also BfA und LVAs – sind für Rehabilitation und Kuren ihrer Beitragszahler zuständig und finanzieren aus ihren Töpfen sowohl stationäre als auch ambulante Suchttherapien in von ihnen anerkannten Einrichtungen. Übernehmen BfA oder LVA die Kosten dafür nicht (z.B. bei Arbeitslosen, Rentnern, Familienangehörigen), springen in der Regel die überörtlichen Sozialhilfeträger ein.

Wer nur wenige Gespräche oder gezielte Informationen bei einer der vielen lokalen *Suchtberatungsstellen* führen bzw. erhalten möchte, hat weder mit der Kranken- noch mit seiner Rentenkasse zu tun. Die Beratungsstellen decken ihre Kosten in der Regel aus kommunaler oder Landesfinanzierung oder stehen in der Trägerschaft eines Wohlfahrtsverbands.

Die Rentenversicherer verlangen bei der Beantragung einer *stationären Suchttherapie* die Einbeziehung einer Suchtberatungsstelle, deren Mitarbeiter einige Gespräche mit dem Abhängigen führen und einen »Sozialbericht«, verbunden mit einer Prognose für die Therapie, erstellen. Aber auch ein Arzt ist berechtigt, einen Antrag auf stationäre Suchtbehandlung zu stellen; in diesem Fall wird sein Bericht durch ein Gutachten des Vertrauensärztlichen Dienstes ergänzt.

Ambulante Suchttherapien werden durch die jeweilige Beratungsstelle – sofern sie anerkannt ist – beantragt. Soll im Anschluss an eine stationäre Behandlung eine ambulante Nachbetreuung bei einer Suchtberatungsstelle erfolgen, so muss bereits von der Klinik aus einige Wochen vor Abschluss der Therapie ein Antrag gestellt werden.

Wer mit einer *psychotherapeutischen Einzelbehandlung* seinen Veränderungsprozess fortführen will, muss sich – unabhängig von einer durchgeführten stationären Suchtbehandlung – mit seiner Krankenkasse herumschlagen. Momentan (Mai 1997) befindet sich hier noch manches im Argen. Durch die einseitige Betrachtung ärztlich-therapeutischer Verfahren sind viele psychologische Psychotherapeuten nicht berechtigt, ihre fundierten, in langjähriger Ausbildung erworbenen Kenntnisse als Kassenleistung abzurechnen. Sie arbeiten dennoch, und zwar im »Kostenerstattungsverfahren«. Dabei erhält der Patient eine Privatrechnung, die er im Falle einer »therapeutischen Unterversorgung« seiner Region – d. h. bei zu großer Wartezeit auf einen Therapieplatz bei einem anerkannten ärztlichen oder psychologischen Psychotherapeuten – von seiner Krankenkasse zum größten Teil ersetzt bekommt. Hier lohnt es sich, das genaue Vorgehen, das sich zuletzt immer wieder verändert hat, mit dem betreffenden Psychotherapeuten durchzusprechen. Bei Inkrafttreten eines (von den Berufsverbänden seit 20 Jahren geforderten) Psychotherapeutengesetzes würde auch in diesem wichtigen Sektor mehr Klarheit entstehen.

Allgemeine Informationen

Unter den folgenden Adressen erhalten Sie vielfältiges Material zu allen Formen von Abhängigkeit und Sucht und den verschiedenen Möglichkeiten, etwas dagegen zu unternehmen.

Deutschland

Deutsche Hauptstelle gegen die Suchtgefahren e.V. (DHS)
Postfach 1369, 59003 Hamm,
Telefon (02381) 9015-0, Fax (02381) 15331

Fachverband Sucht e.V.
Adenauerallee 58, 53113 Bonn
Telefon (0228) 261555, Fax (0228) 215885

Bundeszentrale für gesundheitliche Aufklärung
Postfach 919151, 51071 Köln
Telefon (0221) 8992-0, Fax (0221) 8992-300

Österreich

SIGIS (Service- und Informationsstelle für Gesundheitsinitiativen und Selbsthilfegruppen) c/o Fonds Gesundes Österreich
Luxemburger Strasse 36, A-1100 Wien
Telefon (01) 7117243-66 oder -67, Fax (01) 7117243 98

Schweiz

Alkohol- und Suchtfachleute (A + S)
Schweizer Fachverband
Burgmatte 23, CH-6208 Oberkirch
Telefon + Fax (041) 9219844

Aargauischer Verein für Suchtprobleme (AVS)
Geschäftsstelle Vordere Vorstadt 21, CH-5000 Aarau
Telefon (062) 8228800

Arbeitsgemeinschaft Suchtprobleme Region Basel (ASUB)
Postfach 141, CH-4004 Basel

Berner Gesundheit
Verband für Gesundheitsförderung und Suchtfragen (BEGES)
Bälliz 24, CH-3600 Thun
Telefon (0 33) 2 22 29 44

Fachstellenkonferenz im Kanton Zürich für Alkohol- und andere Suchtprobleme
Josefstrasse 91, CH-8005 Zürich
Telefon (0 1) 2 72 18 33

GREAT Groupement Romand d'études sur l'alcoolisme et les toxicomanies
Secrétariat, Case postale 26, CH-1401 Yverdon
Telefon (0 24) 4 26 34 34

LIGUE fribourgeoise pour la prévention de l'alcoolisme et des autres toxicomanies LIFAT
Rue des Pilettes 1, Case postale 518, CH-1701 Fribourg
Telefon (0 26) 3 22 00 66

Ostschweizerischer Verband von Fachleuten für Suchtfragen (OVFS)
Postfach 1021, CH-9102 Herisau
Telefon (0 71) 3 52 17 52

Schweiz. Fachstelle für Alkohol- und andere Drogenfragen SFA/ISPA
Postfach 870, CH-1001 Lausanne
Telefon (0 21) 3 23 34 23

STCA Servizio Ticinese di Cura dell'Alcolismo
Via Maderno 19, CH-6900 Lugano
Telefon (0 91) 9 23 92 83

Selbsthilfe-Zentralen

Hier können Sie Adressen regionaler Gruppen erfragen und Informationsmaterial zum Wesen der unterschiedlichen Selbsthilfeorganisationen anfordern.

Deutschland

Anonyme Alkoholiker (AA) – Interessengemeinschaft e.V.
Postfach 46 02 27, 80910 München
Telefon (0 89) 3 16 43 43, Fax (0 89) 3 16 51 00

Blaues Kreuz in der Evangelischen Kirche Deutschland e.V.
Eiderstr. 68, 24768 Rendsburg
Telefon (0 43 31) 59 32 19, Fax (0 43 31) 5 60 15

Blaues Kreuz in Deutschland e.V.
Postfach 20 02 52, 42202 Wuppertal
Telefon (02 02) 6 20 03-0, Fax (02 02) 6 20 03 81

Bundesarbeitsgemeinschaft der Freundeskreise für Suchtkrankenhilfe in Deutschland e.V.
Kurt-Schumacher-Str. 2, 34117 Kassel
Telefon (05 61) 78 04 13, Fax (05 61) 71 12 82

Deutscher Guttempler-Orden (I.O.G.T.) e.V.
Adenauerallee 45, 20097 Hamburg
Telefon (0 40) 24 58 80, Fax (0 40) 24 14 30

Kreuzbund e.V. – Selbsthilfe- und Helfergemeinschaft für Suchtkranke und deren Angehörige
Postfach 18 67, 59008 Hamm
Telefon (0 23 81) 6 72 72-0, (0 23 81) 6 72 72 33

Selbsthilfe Sucht in der Arbeiterwohlfahrt
Postfach 11 49, 53001 Bonn
Telefon (02 28) 66 85-151, Fax (02 28) 66 85-209

Paritätischer Wohlfahrtsverband – Gesamtverband e.V.
Heinrich-Hoffmann-Str. 3, 60528 Frankfurt
Telefon (0 69) 67 06-269, Fax (0 69) 67 06-209

Nationale Kontakt- und Informationsstelle zur Anregung und Unterstützung von Selbsthilfegruppen (NAKOS)
Albrecht-Achilles-Str. 65, 10709 Berlin
Telefon (0 30) 8 91 40 19, Fax (0 30) 8 93 40 14

Österreich

DVSG (Dachverband der OÖ. Selbsthilfegruppen im Gesundheitsbereich)
Figulystrasse 4a, 4020 Linz
Telefon (07 32) 66 34 21-0, Fax (07 32) 66 34 68 22

Anonyme Alkoholiker
Barthgasse 5, 1030 Wien
Telefon (01) 7 99 55 99 tägl. 18.00–21.00 Uhr

Blaues Kreuz in Österreich
Hans-Reinhard Dopplinger
Brunnenweg 6, 4810 Gmunden
Telefon (0 76 12) 6 76 43

Reinhold Schwarz
Postfach 26, 5500 Bischofshofen
Telefon (0 64 62) 60 32

Bruno Meienberger
Martin-Luther-Strasse 3, 9560 Feldkirchen
Telefon (0 42 76) 56 94

Die SIGIS im FOND GESUNDES ÖSTERREICH (Adresse siehe Allgemeine Informationen) aktualisiert einmal jährlich die Liste aller Selbsthilfegruppen Österreichs. Außerdem gibt es hier Adressen und Telefonnummern sämtlicher professioneller Beratungsstellen und Fachkliniken.

Schweiz

Anonyme Alkoholiker (AA)
Wehntalerstrasse 560, CH-8046 Zürich
Telefon (01) 3 70 13 83

Blaues Kreuz
Lindenrain 3
Postfach 8957
CH-3001 Bern
Telefon (031) 3 02 11 42

Guttempler IOGT
Schwamendingenstrasse 5
CH-8000 Zürich
Telefon (01) 3 12 05 12

Selbsthilfe für Angehörige

Auf die Arbeit mit den Angehörigen von Abhängigen sind – neben den im Abschnitt »Selbsthilfe-Zentralen« genannten Organisationen – folgende Gruppierungen spezialisiert:

Deutschland

Al-Anon Familiengruppen – Selbsthilfegruppen für Angehörige von Alkoholikern (auch spezielle Gruppen für Kinder bzw. erwachsene Kinder von Alkoholikern)
Emilienstr. 4, 45128 Essen
Telefon (0201) 77 30 07, Fax (0201) 77 30 08

Bundesverband der Elternkreise drogengefährdeter und drogenabhängiger Jugendlicher
Herzbergstr. 84, 10365 Berlin
Telefon (030) 55 67 02-0

Österreich

AL-ANON
Geblergasse 45/4, A-1170 Wien
Telefon (0 1) 4 08 53 77, Mo., Di., Do., Fr. und Sa. 18.30–20.30 Uhr

Ambulante Einrichtungen und Beratungsstellen

Diese meist durch Kommunen oder Wohlfahrtsverbände getragenen Einrichtungen können nur teilweise bei den folgenden Adressen erfragt werden. Regionale Beratungsstellen finden Sie, wenn Sie in Ihr örtliches Telefonbuch schauen und unter verschiedenen Stichwörtern (Beratung, Alkohol etc.) nachschlagen.

Deutschland

Fachverband freier Einrichtungen in der Suchtarbeit
Königstr. 12, 90402 Nürnberg
Telefon (09 11) 20 60 90, Fax (09 11) 22 77 22

Verband ambulanter Beratungsstellen für Suchtkranke e.V.
Postfach 4 20, 79004 Freiburg
Telefon (07 61) 20 03 63, Fax (07 61) 20 03 50

Gesamtverband für Suchtkrankenhilfe im Diakonischen Werk der Evangelischen Kirche in Deutschland e.V.
Postfach 10 13 66, 34013 Kassel
Telefon (05 61) 10 95 70, Fax (05 61) 77 83 51

Paritätischer Wohlfahrtsverband (siehe oben)

Stationäre Einrichtungen

Die meisten Suchtkliniken in Deutschland haben sich einem oder mehreren Fachverbänden angeschlossen. Alle angegebenen Adressen können Sie mit reichhaltigem Material zu den unterschiedlichsten Kliniken versorgen.

Deutschland

Fachverband Sucht e.V. (siehe oben)

Selbsthilfe Sucht in der Arbeiterwohlfahrt (siehe oben)

Arbeitsgemeinschaft Katholischer Fachkrankenhäuser für Suchtkranke e.V.
Postfach 4 20, 79004 Freiburg
Telefon (07 61) 20 03 69, Fax (07 61) 20 03 50

Bundesverband für stationäre Suchtkrankenhilfe e.V.
Kurt-Schumacher-Str. 2, 34117 Kassel
Telefon (05 61) 77 93 51, Fax (05 61) 10 28 83

Gesamtverband für Suchtkrankenhilfe im Diakonischen Werk (siehe oben)

Deutsches Rotes Kreuz e.V. – Generalsekretariat
Postfach 14 60, 53004 Bonn
Telefon (02 28) 54 12 02, Fax (02 28) 54 14 85

Psychotherapie

Die Krankenkassen verfügen in ihren Bezirken über Listen, auf denen die von ihnen anerkannten Psychotherapeuten erfasst sind. Daneben gibt es allerdings eine Vielzahl qualifizierter und auch in der Suchttherapie erfahrener Diplom-Psychologen, die – nach Regionen, aber auch nach Fachgebieten geordnet – über die Berufsverbände zu erfragen sind.

Deutschland

Berufsverband Deutscher Psychologinnen und Psychologen (BDP) e.V., Psych. Informationsdienst (PID)
Heilsbachstr. 22–24, 53123 Bonn
Telefon (02 28) 74 66 99, Fax (02 28) 64 10 23

Deutscher Psychotherapeutenverband (DPTV) e.V.
Bundesallee 213–214, 10719 Berlin
Telefon (0 30) 23 50 09-0, Fax (0 30) 23 50 09-44

Vereinigung der Kassenpsychotherapeuten
Riedsaumstr. 4a, 67063 Ludwigshafen
Telefon (06 21) 63 70 15, Fax (06 21) 63 70 16

Österreich

Berufsverband Österreichischer PsychologInnen
Garnisongasse 1, A-1090 Wien
Telefon (01) 4 07 91 92, Fax (01) 4 07 26 73

Schweiz

Föderation der Schweizer Psychologinnen und Psychologen
Choisystr. 11, Postfach, CH-3000 Bern 14
Telefon (0 31) 3 82 03 77, Fax (0 31) 3 82 08 57

Rechte der Patienten und Klienten bei psychotherapeutischer Behandlung

Sie haben das Recht,

- jederzeit alle Arten von Fragen zu stellen;
- darüber informiert zu werden, ob die Therapeutin/der Therapeut in absehbarer Zeit Termine für Sie hat, und wenn nicht, wie lange Sie auf einen Termin warten müssen;
- ausreichend über die Qualifikation des Therapeuten in Kenntnis gesetzt zu werden, was Praxiserfahrung, Ausbildung und Referenzen betrifft;
- umfassend über die therapeutische Ausrichtung des Therapeuten informiert zu werden, über seine Spezialisierungen, aber auch seine Grenzen;
- alle wichtigen, die Therapie betreffenden Themen anzusprechen;
- über die Schweigepflicht des Therapeuten, den Umfang seiner schriftlichen oder akustischen Aufzeichnungen und die Zugangsmöglichkeiten anderer dazu umfassend informiert zu werden;
- Ziele und Umfang der Therapie mit dem Therapeuten zu vereinbaren und diese nur im beiderseitigen Einvernehmen zu erweitern, zu ergänzen oder abzuändern;
- über die zu erwartenden Honorare für die Therapie und die Zahlungsmodalitäten in Kenntnis gesetzt zu werden, einschließlich der Rückerstattungsmöglichkeiten durch Krankenkassen und andere Versicherungen;
- jede therapeutische Intervention oder Behandlungsstrategie abzulehnen;
- mit anderen außerhalb der Therapiesituation über jeglichen Aspekt der Therapie zu sprechen und sich durch einen anderen Therapeuten beraten zu lassen;
- vom Therapeuten die Abfassung eines schriftlichen Berichts für einen anderen qualifizierten Therapeuten oder eine Organisation zu verlangen;

– dem Therapeuten zu erlauben bzw. zu untersagen, Teilaspekte Ihres Falles öffentlich vorzustellen oder zu publizieren;
– nach dem Menschenbild zu fragen, auf das sich Ihr Therapeut in seiner Arbeit bezieht;
– von den Berufsverbänden und Aufsichtsbehörden in Situationen Unterstützung zu fordern, in denen Zweifel oder Ärger angesichts des Verhaltens Ihrer/s Therapeutin/en angebracht ist;
– die Therapie jederzeit zu beenden.

Wichtige Anmerkung: Es ist unter allen Umständen – vom ethischen und therapeutischen Standpunkt aus – abzulehnen, dass ein/e Psychotherapeut/in irgendeine Form des sexuellen oder erotischen Kontakts zu einer Patientin/einem Patienten aufnimmt.

Wenn Ihnen dies dennoch widerfährt, scheuen Sie sich nicht, den Vorfall umgehend einem Berufsverband (siehe Abschnitt »Psychotherapie«), dem örtlichen Gesundheitsamt oder der zuständigen Ärztekammer mitzuteilen.

Quelle: American Psychological Association, Washington, D.C., 1981

Zusammenfassung

Verschiedene Kostenträger finanzieren unterschiedliche therapeutische Maßnahmen in Deutschland. Rentenversicherungen sind für den Bereich der ambulanten und stationären Suchttherapie zuständig; die Krankenkassen übernehmen in der Regel die Kosten für Entgiftungen, Motivationsbehandlungen und Psychotherapie. Neben einer Vielzahl von Adressen und Telefonnummern, unter denen Sie Informationen und Hilfsangebote vor Ort erfragen können, wurde in diesem Kapitel eine Liste der Amerikanischen Psychologenvereinigung vorgestellt, die für Sie die Rechte, auf die Sie sich innerhalb einer therapeutischen Maßnahme berufen können, zusammenfasst.

11. Die wichtigsten Fachbegriffe von A – Z

Abhängigkeit

Die Weltgesundheitsorganisation spricht von Abhängigkeit, wenn folgende Kriterien erfüllt sind: starker Wunsch oder Zwang, Suchtmittel zu konsumieren; → Kontrollverlust; → Toleranzsteigerung; deutliche geistige und/oder körperliche Gesundheitsschäden; Konflikte in den mitmenschlichen Beziehungen und soziale bzw. wirtschaftliche Schädigung als Folge exzessiven Gebrauchs eines Suchtmittels.

Abstinenz

Zustand nach einer bewussten und dauerhaften Entscheidung, als Alkoholabhängiger ohne Suchtmittel zu leben. Nikotin wird dabei von trockenen Alkoholikern häufig ausgeklammert.

Alkohol

Meist als Äthanol oder Äthylalkohol (C_2H_5OH) bekannt (trinkbarer Alkohol), aber auch in Form von Methylalkohol (technisches Produkt) auf dem Markt. Seine hohe volkswirtschaftliche Bedeutung (Arbeitsplätze, Steuern) steht den vielfältigen Schäden durch Äthylalkohol gegenüber, ohne sie allerdings ausgleichen zu können.

Alkoholismus/Alkoholabhängigkeit

Psychische und/oder körperliche → Abhängigkeit von äthylalkoholhaltigen Produkten; in weit fortgeschrittenen Stadien werden gelegentlich auch technische Alkohole (Haarwasser, Rasierwasser, Spiritus u.a.) konsumiert.

Alkoholembryopathie

Schädigung des Embryos durch Alkoholmissbrauch der Mutter in der Schwangerschaft, vor allem zwischen der dritten und achten Woche. Die Kinder wachsen mit geistigen und psychomotorischen Entwicklungsstörungen auf und zeigen typische Gesichtsmerkmale wie geringere Kopfgröße, verkürzte Lidspalte und unterentwickelter Unterkiefer.

Anonyme Alkoholiker

In den 30er Jahren in den USA gegründete → Selbsthilfegruppe, die mittlerweile über die ganze Welt verbreitet ist und sich durch die Anonymität der Einzelnen, die nur den Vornamen der anderen kennen, und die strikte Orientierung an bewährten Programmen (12-Schritte-Programm) und Traditionen auszeichnet.

Anorexie → Essstörungen

Bulimie → Essstörungen

Co-Verhalten/-Abhängigkeit

Verhaltensweisen von Menschen im sozialen Umfeld von Alkoholikern, die direkt oder indirekt die Fortführung des Suchtverhaltens fördern (ohne dies zu wollen). Man unterscheidet drei Phasen der Co-Abhängigkeit: Beschützer- und Erklärungsphase, Kontrollphase, Anklagephase. Durch die Zentrierung auf den Abhängigen kommt es meist zur Vernachlässigung der eigenen psychischen oder körperlichen Gesundheit, u. U. sogar zu eigenem Suchtverhalten.

Delirium tremens

Häufigster akuter Wahnzustand in Zusammenhang mit Alkoholmissbrauch, meist ein bis drei Tage nach → Entzug bei plötzlicher und nicht kontrollierter → Abstinenz. Seine Dauer umfasst in der Regel drei bis fünf Tage; Symptome sind: akustische und optische Halluzinationen (Mäuse, Ungeziefer, Klopfen, Zischen u. ä.), Bewusstseinstrübung mit Störung der zeitlichen und örtlichen Orientierung, Schwitzen, Unruhe, Zittern, Situations- und Personenverkennung. Das Delirium tremens muss medikamentös behandelt werden, wobei durch den Einsatz von Clomethiazol (»Distraneurin«) kaum noch Todesfälle auftreten.

Drogenabhängigkeit

→ Abhängigkeit von Stoffen wie Opium, Cannabis (Haschisch), Heroin, Kokain, Amphetamine (Aufputschmittel), Halluzinogene (LSD) und Barbituraten (Schmerzmittel) mit fließenden Übergängen zur Medikamenten- bzw. Alkoholabhängigkeit. Durch diese willkürliche Einteilung in legale und illegale Suchtmittel wurde aus der »Bekämpfung« der Drogenabhängigkeit oftmals eine Bekämpfung bzw. Verfolgung der Drogenabhängigen ohne sichtbare Auswirkungen auf den Drogenkonsum allgemein. Die Freigabe oder Ausgabe von Drogen unter staatlicher/ärztlicher Aufsicht scheint sich als sinnvoller herauszustellen, wird aber sehr kontrovers diskutiert.

Durchgangssyndrom

Zustand u.a. nach akuter Alkoholvergiftung, bei dem psychische Funktionen wie Denken, Wahrnehmen und Erinnern gestört sind, der aber vollständig (vor allem durch langfristige → Abstinenz) ausheilen kann.

Eifersuchtswahn

Wahnhaftes Misstrauen gegenüber dem Lebenspartner; häufig auch bei chronischem Alkoholismus von Männern anzutreffen. Dabei wird die Schuld am eigenen Versagen (eheliches Zerwürfnis, Impotenz u.a.) abgewehrt und ausschließlich bei der Partnerin und deren Verhalten gesucht.

Entgiftung

Während der meist stationären Entgiftungsbehandlung wird der Alkoholabhängige über einen Zeitraum von drei Tagen bis drei Wochen körperlich von seinem Suchtmittel entzogen, wodurch innerhalb des Gehirnstoffwechsels schwere Komplikationen auftreten können (→ Delirium tremens), die medikamentös behandelt werden müssen.

Entwöhnung

Die Entwöhnungsbehandlung (heute meist als ambulante oder stationäre Suchttherapie bezeichnet) setzt die körperliche → Entgiftung voraus und stellt die psychische Abhängigkeit vom Alkohol und seine vielfältigen Funktionen im psycho-sozialen Kontext in den Mittelpunkt.

Entziehungskur/Entzug → Entgiftung

Essstörungen

Neben der bekannten Magersucht (Anorexie) und der Fresssucht haben sich in den letzten Jahrzehnten Zwischenformen entwickelt, die als Bulimie oder Bulimarexie bezeichnet werden. Nach dem Hineinschlingen von Nahrungsmitteln kommt es dabei häufig zum Erbrechen, wodurch das Körpergewicht zwar reguliert wird, aber langfristig schwere Schäden u.a. durch Übersäuerung entstehen. Alle drei Störungsformen haben äußerst selbstzerstörerischen Charakter und kommen zunehmend auch bei Männern vor.

Folgeerkrankungen

Dauerhafter Alkoholkonsum über 60 g bei Männern bzw. 30 g bei Frauen pro Tag kann zu schweren körperlichen Schäden führen: Magenschleimhautentzündung, Bauchspeicheldrüsenentzündung, Leberzirrhose, Gedächtnisstörung (→ Korsakow), Hirnabbau, Nervenschädigung in Armen und Beinen, Impotenz, allg. Schwächung der Abwehrkraft.

Genetische Disposition

Neuere Forschungsergebnisse verweisen auf einen Einfluss genetischer Faktoren bei der Entstehung von Alkoholismus, die sich durch unterschiedliche Möglichkeiten, mit Alkohol Spannungen abzubauen und Stresserleben zu dämpfen, auszeichnen. Dabei zeigten vor allem normal trinkende Männer – aus Familien mit einem abhängigen Elternteil – unter leichter Alkoholisierung völlig andere Organreaktionen (Herzschlag, Muskelspannung) in Stresssituationen als Männer aus Familien ohne Alkoholproblematik.

Schon länger gibt es Hinweise darauf, dass es bei einem Teil der Suchtkranken genetisch bedingte Abweichungen im Gehirnstoffwechsel gibt, die Stimmungsschwankungen verursachen.

Kapitulation

Häufig missverstandener Begriff aus der Tradition der → Anonymen Alkoholiker, der die positiv erlebte Beendigung des »Kampfes gegen die Flasche oder das nächste Glas« beschreibt; die

Akzeptanz, »dass der Alkohol stärker ist als ich und du«, und der Wunsch nach dauerhafter Abstinenz sind mit der Kapitulation verbunden.

Kontrollverlust

Wird von vielen Fachleuten als zentral für die Wandlung einer Alkoholproblematik in eine Alkoholabhängigkeit gesehen. Der Trinker nimmt sich eine bestimmte Menge Alkohol für eine Situation vor, schafft es aber nicht mehr, dieses Vorhaben umzusetzen und trinkt weiter bis zum Vollrausch (oder beispielsweise bis zum Ende der Kneipenöffnungszeit).

Korsakow-Syndrom

Psychischer Folgezustand nach alkoholbedingter Hirnschädigung, vor allem durch chronische Störungen des Kurzzeitgedächtnisses, der Merk- und Orientierungsfähigkeit und durch Konfabulationstendenzen (Berichten unwahrer bzw. erfundener Vorkommnisse) gekennzeichnet.

Leberzirrhose

Durch Alkohol, aber auch andere Ursachen bedingte Leberschädigung mit irreparablem Umbau von Gewebe, das dann nicht mehr für die eigentliche Funktion des Organs – Reinigung des Blutes – zur Verfügung steht. Durch Abstinenz und diätetische Umstellung kann eine alkoholische Leberzirrhose in ihren Folgen gemildert werden. Bei weit fortgeschrittenem zirrhotischem Umbau staut sich das Blut in den vorgelagerten Blutgefäßen, wodurch innerhalb der Speiseröhre die gefährlichen Ösophagus-Varizen entstehen können (Krampfadern in der Speiseröhre, die beim Platzen den oft tödlichen Blutsturz des Alkoholikers verursachen). Weitere Folgen sind: Hormonveränderung mit Verweiblichung beim Mann, Blutgerinnungsstörungen, Hirnschäden durch fehlenden Abbau giftiger Stoffe, Tod im Leberkoma.

Medikamentenabhängigkeit

Psychischer oder körperlicher Zwang, Medikamente einzusetzen, die mittelbar oder unmittelbar zur Verbesserung des seelischen Wohlbefindens beitragen. Das können Medikamente mit direkter oder unmittelbarer psychischer Wirkung sein (Antidepressiva, Schmerzmittel, Beruhigungsmittel, Psychostimulantien, Schlafmittel, Appetitzügler u.a.), aber auch »harmlose« Mittelchen – mit und ohne Alkohol –, von deren regelmäßiger, medizinisch nicht unbedingt notwendiger Einnahme der Einzelne seine innere Ausgeglichenheit abhängig macht.

Medikamente werden von Alkoholabhängigen oftmals als Ergänzung oder Zwischenlösung eingesetzt, entweder um vom Stoff wegzukommen oder um eine Zeitlang ohne »Fahne« herumlaufen zu können (vor allem nach Konfrontationen in der Ehe oder am Arbeitsplatz); aber auch, um die beabsichtigte Wirkung des Alkohols zu steigern.

Nikotinmissbrauch

Sucht-»Erkrankung« von Rauchern, die mehr als 15 Zigaretten täglich rauchen. Die psychischen Wechselwirkungen und die körperlichen Selbst- und Fremdschädigungen laufen so unterschwellig und langwierig ab, dass es bislang bei der wenig effektiven Warnung »Rauchen schadet Ihrer Gesundheit« geblieben ist und die Versicherungsträger bislang keine Kosten einer Entwöhnungsbehandlung für Raucher finanzieren. Mitverursacht durchs Rauchen sind: Lungenkrebs, Gefäßschädigungen/Durchblutungsstörungen, Thrombose. Geschätzt wird, dass jährlich ca. 95 000 Männer und 17 000 Frauen an den Folgen ihres Tabakkonsums sterben.

Polytoxikomanie

»Vielfachabhängigkeit« – von Alkohol über Pillen bis zu Haschisch, Kokain und Heroin. Es wird konsumiert, was verfügbar ist, egal wie es wirkt. Diese häufig bei jüngeren Menschen, aber auch bei langjährigen Alkoholikern anzutreffende Suchtform birgt durch die erhöhte Gefahr der Suchtverlagerung auch größere Rückfallrisiken in sich.

Praedelir

Unvollständiges Delirium, bei dem der Patient bei Bewusstsein ist und nicht unbedingt halluziniert; kann sich allmählich über Stunden/Tage entwickeln. Alle beginnenden Anzeichen (Schlaflosigkeit, gesteigerte Empfindlichkeit für optische und akustische Reize, Unruhe, Angst, Zittern, Schwitzen etc.) eines Delirium tremens werden gezeigt.

Promille

Anteil des Alkohols im Blut, in Tausendstel Gramm pro Liter gemessen. Eine Frau von 60 kg wird sehr viel früher (2–3 Gläser mit je 0,1 l Wein) die 0,8 Promille-Grenze erreichen als ein 100 kg-Mann, der dafür eine Flasche braucht. Als tödlich werden für Normaltrinker 3 bis 4 Promille angesehen; Spiegeltrinker laufen oft erst ab 5 Promille Gefahr, tödlichen Konsequenzen entgegenzusehen (→ Restalkohol).

Rausch

Ein alle Zeitalter und Kulturen übergreifendes Ritual, oft im religiösen Kontext, das in unserer Zeit zum beworbenen Massenphänomen ohne Anlass und Ziel geworden ist. Ein positiver Rauschbegriff sieht den ekstatischen, glückhaften Erregungszustand im Mittelpunkt; die krankhafte Form beinhaltet Filmrisse, Wahnvorstellungen, Kontrollverlust und Dämmerzustände.

Rehabilitationsmaßnahme

Dieser Begriff fasst alle Anstrengungen der Kranken- und Rentenversicherer, ihre Mitglieder für den Arbeitsplatz wieder fit zu machen oder deren Gesundheit zu erhalten, zusammen, darunter auch die Suchtbehandlungen. In Deutschland wurden 1995 ca. 41500 stationäre Maßnahmen zur Suchtbehandlung bewilligt; dazu kommen noch einmal ca. 5800 ambulante Reha-Maßnahmen für Suchterkrankte, eine neu geschaffene Behandlungsform, die seit 1991 finanziert wird.

Bei geschätzten 3,5 bis 4 Mio. Alkohol- und Medikamentenabhängigen in Deutschland können diese Zahlen nicht als ausreichend bezeichnet werden, so dass die Fachleute immer wieder zu Recht auf die Notwendigkeit verweisen, gerade im ambulanten Bereich mehr Therapieplätze zu schaffen.

Restalkohol

Alkohol wird in einer Größenordnung von 0,1 bis 0,15 Promille in der Stunde vom Körper abgebaut. Nach einem Trunk bis auf 1,5 Promille (wozu ein Mann von 70 kg ca. 13 Gläser mit je 0,3 l Bier benötigt) um Mitternacht befindet sich der Promillewert vor der Fahrt zur Arbeit um 6^{30} Uhr bei ca. 0,8 Promille – der Führerschein müsste also entzogen werden; bei einem (durch die stark reduzierte Konzentrationsfähigkeit eher wahrscheinlichen) Arbeitsunfall entfallen sämtliche Versicherungsschutzleistungen und der Verursacher haftet für alle Folgeschäden.

Rückfall

Untrennbar mit → Abhängigkeit verbundenes Phänomen, das nach einer geraumen → Abstinenzzeit den Rückfall in altes Suchtverhalten beschreibt. Rückfälle »passieren« dabei nicht zufällig, ihnen gehen meist deutliche Anzeichen voraus: Selbsthilfegruppen werden nicht mehr besucht, Abstinenz fördernde Verhaltens-

weisen werden vernachlässigt, eine Idee entsteht – es noch einmal probieren zu wollen.
Ein Rückfall kann viele Ursachen haben: Erinnerungen quälen, Gefühle sind nicht auszuhalten, Beziehungen werden unklarer und zur Belastung, die Arbeit wächst über den Kopf oder man hält sich für stabil und wird leichtsinnig.

Schmerzmittel/Analgetika

Beliebteste Medikamentengruppe der Deutschen, meist in Selbstmedikation, gern auch in Kombinationspräparaten mit Coffein geschluckt. Schmerzmittel führen bei übermäßigem Gebrauch je nach Stoffgruppe zu Geschwüren im Magen-Darm-Bereich und Nieren- und Leberschäden, Coffeinabhängigkeit kann zu Kopfschmerzen als Entzugserscheinung führen.

Selbsthilfegruppen

Sie gehören zu den Ersten, die – aus eigener Betroffenheit heraus – wussten, was ein Alkoholabhängiger wirklich benötigt: Menschen, denen er sich anvertrauen kann, die ihm zuhören, die für ihn da sind, wenn er sie braucht, und ihm schonungslos ehrliche Antworten geben.

Die Selbsthilfegruppen mögen noch so unterschiedlich aufgebaut und organisiert sein – ob christlich orientiert wie Blaues Kreuz und Kreuzbund, traditionsbewusst wie AA oder Guttemplerorden, alternativ und familiär engagiert wie die Freundeskreise – in diesem Punkt sind sie gleich und werden von denen geprägt, die in ihnen ihren Platz gefunden haben.
Viele Rückfallberichte fangen so an: »... und dann ging ich irgendwann nicht mehr zur Gruppe ...«. Die Hinweise und Rückmeldungen einer Gruppe, die vertraut ist mit den »normalen« Verhaltensweisen des Abhängigen, sind für ihn die wesentlichen – weil unabhängigen – Indikatoren für eine wirksame Vorbeugung von Rückfällen.

Spiegeltrinker

Ständig »unter Strom stehen« – und doch nie betrunken sein: So lässt sich ein Spiegeltrinker charakterisieren, wobei im Mittelpunkt seines Trinkens die Bekämpfung der Entzugserscheinungen steht. Wenn die ersten Anzeichen wie Zittern und Schwitzen nahen, wird nachgefüllt, bis der Pegel (der »Spiegel«) sich wieder eingependelt hat. Nicht selten leben die Betroffenen mit einem Dauerpegel von 1,5 bis 2,5‰. Eine vordergründige Leistungsbereitschaft bleibt dabei erhalten, der Spiegeltrinker fällt nicht aus der Rolle – so kann die »Suchtkarriere« fortgesetzt werden, bis der Körper die Quittung präsentiert.

Straftaten und Alkohol

Ca. 10% aller Straftaten werden unter Alkohol durchgeführt. Besonders hohe Anteile (30–60%) gibt es bei: Widerstand gegen die Staatsgewalt, Totschlag, räuberische Erpressung, Vergewaltigung, Körperverletzung und Brandstiftung. Die im Rausch begangene Tat kann zur verminderten Schuldfähigkeit oder Schuldunfähigkeit führen; allerdings kann der Vollrausch dann mit bis zu fünf Jahren Haft bestraft werden.

Straßenverkehr und Alkohol

Rund die Hälfte aller Verkehrstoten, so schätzt der TÜV, gehen auf das Konto von alkoholisierten oder unter Drogen stehenden Verkehrsteilnehmern. Bereits 0,6‰ Alkohol im Blut verdreifachen das Unfallrisiko. 160 000 Führerscheine werden Jahr für Jahr wegen Alkohol entzogen; bei hohen Promillewerten gehen die Gerichte mittlerweile von einem Alkoholproblem aus und ordnen häufig therapeutische Maßnahmen und die Medizinisch-Psychologische Untersuchung (MPU) – auch »Idiotentest« genannt – an.

Um den heiß geliebten Führerschein wieder in Händen halten zu können, scheint der deutsche Autofahrer nichts unversucht zu lassen. So kommt es, dass sich am Markt eine Vielzahl geschäftstüchtiger »Retter« tummelt, die in erster Linie die Wiederbeschaffung des Führerscheins für ihr zahlungswilliges Klientel im Auge hat. Der Einzelne wird bei diesen Schulungen im angepassten Auftreten trainiert und mit juristischen Finessen versorgt; wirkliche Verhaltensänderungen und gesteigertes Verantwortungsgefühl stehen hinten an.

Suchtprävention

Das Kind retten, bevor es in den Brunnen gefallen ist – das hat sich die Prävention mit ihren vorbeugenden Maßnahmen auf die Fahnen geschrieben. Diese werden fast immer für Sucht allgemein konzipiert und beziehen sich nicht auf einzelne Suchtmittel. Prävention erfolgt in Schulen und Betrieben, durch Plakate und Anzeigen, Schriften und Vorträge. Die Erfahrung zeigt, dass vor allem die positive Vorbildfunktion Einzelner – seien es Eltern oder Stars, Freunde oder geliebte Fantasy-Figuren – hilft. Aber auch eine Gesellschaft, die sich bewusst und verantwortlich ihren sozialen Aufgaben widmet und den Einzelnen als starkes und engagiertes Mitglied anspricht, hat große Bedeutung für erfolgreiche Suchtprävention.

Suchtverlagerung

Abhängige wechseln von Alkohol zu Beruhigungsmitteln, abstinent lebende Alkoholiker werden zu Kettenrauchern oder schütten literweise Kaffee in sich hinein; Frauen kaufen im Dutzend Kleidung oder unnützes Zeugs, Männer machen Karriere und verlassen ihren Arbeitsplatz nur noch zum Schlafen. Das alte, eigentliche Suchtmittel wird von einem anderen stofflichen oder nicht-stofflichen Mittel ersetzt, um innere Unruhe, Leere und andere emotionale Zustände nicht zu spüren.

Suizid

Trinken ist Selbstmord auf Raten – könnte man sagen, wenn man sich die vielen tausend Alkoholtoten pro Jahr anschaut. Nur läuft dies eher unbewusst ab, ohne direkte Absicht, quasi als Nebenprodukt. Anders sieht es bei denen aus, die in direkter suizidaler Absicht an Alkohol – meist in Verbindung mit Tabletten – herangehen und leider sehr oft erfolgreich damit sind, aber auch andere Methoden einsetzen, um ihrem Dasein wegen zu großer Hoffnungs- und Ausweglosigkeit ein Ende zu bereiten.

Einige Wissenschaftler, meist tiefenpsychologisch orientiert, gehen von einem festen Prozentsatz aller Süchtigen aus, die – quasi unter einem »Todestrieb« stehend – ihr Leben mit Alkohol und Drogen selbst zerstören und sehr schwer durch Therapie erreichbar sind. Insgesamt werden mehr als die Hälfte aller Suizide von Abhängigen begangen.

Therapie/Psychotherapie

Unter dem Begriff Therapie werden alle Maßnahmen zusammengefasst, die der Behandlung von Krankheiten mit dem Ziel der Wiederherstellung der Gesundheit, der Linderung von Krankheitsbeschwerden und der Verhütung von Rückfällen dienen. Psychotherapie widmet sich als Teilgebiet den seelischen Störungen und Krankheiten sowie allen körperlichen Erkrankungen mit psychischer Beteiligung.

Toleranzsteigerung

Die von Gewohnheits- und Spiegeltrinkern her bekannte »Trinkfestigkeit« (bis in Bereiche von 1 bis 2‰) hat mit einer Steigerung der Toleranz für Alkohol zu tun, d.h. bei kontinuierlichem Alkoholkonsum treten die typischen körperlichen und psychischen Effekte des Alkohols erst bei höheren Blutkonzentrationen auf und man verträgt mehr. Im weiteren Suchtverlauf kann es dann zu einer Toleranzreduktion kommen, so dass der Abhängige nun schon mit sehr viel weniger Alkohol betrunken wird.

Zwangseinweisung

Zur Zwangseinweisung nach dem PsychKG (Psychiatrie-Krankenhaus-Gesetz) kann es kommen, wenn jemand im Stadium der Trunkenheit selbst- oder fremdschädigendes Verhalten zeigt (z. B. Suizidabsichten äußert oder Gewalt anwendet). Die Einweisung kann durch einen Arzt und/oder die Polizei (Polizei-Ordnungs-Gesetz) angeordnet werden. Am folgenden Tag muss der zuständige Richter die Zwangseinweisung bestätigen.

12.
Buchtips zum Weiterlesen und Vertiefen

Reinhold Aßfalg, *Die heimliche Unterstützung der Sucht: Co-Abhängigkeit*, Neuland Verlag 1993.

Angehörige von Abhängigen sind nicht nur passiv mitbetroffen und leiden unter der Krankheit. Sie entwickeln oft auch Verhaltensweisen, die geeignet sind, die Sucht aufrechtzuerhalten.

Aßfalg untersucht den Begriff der Co-Abhängigkeit, beschreibt verschiedene Erscheinungsformen und zieht sehr konkrete und praktische Schlussfolgerungen für die Therapie und für die Prophylaxe.

Das Buch öffnet neue Perspektiven: Weg von Schuldzuweisungen an die Trinker (und an die Angehörigen), hin zum Verstehen, wie vielfältig die Verstrickungen aller Beteiligten sind und wie sie sich Schritt für Schritt auflösen lassen.

Beaucham Colclough, *Ab morgen wird alles anders*, Bastei-Lübbe 1996.

In seinem Ratgeber befasst sich Colclough als Alkoholiker und Therapeut mit vielen Aspekten und Randerscheinungen seiner eigenen und allgemeiner Suchtentwicklung.

In 24 Kapiteln spricht er die Leser sehr persönlich an und zeigt ihnen konkrete Veränderungswege auf. Theoretische Wissensvermittlung bleibt dabei im Hintergrund, zentral sind praktische Tips und lebenserfahrene Schilderungen von Gefahren und Chancen.

Deutsche Hauptstelle gegen die Suchtgefahren (Hg.), *Jahrbuch Sucht,* Neuland-Verlag.

Dieses jährlich neu erscheinende Buch versorgt den Leser nicht nur mit aktuellen Daten und Berichten zu den verschiedenen Suchtformen – vom Rauchen übers Spielen bis hin zur Kaufsucht –, sondern bringt im Infoteil auch das wohl umfangreichste Adressenverzeichnis von deutschen Institutionen, Verbänden und Vereinen (geordnet nach Bundesländern), die mit Sucht in irgendeiner Form zu tun haben.

Klaus Dietze, *Alkohol und Arbeit,* Orell-Füssli-Verlag 1992.

Die Süddeutsche Zeitung schrieb in ihrem Wirtschaftsteil dazu: »Im ersten Teil des Buches beschreibt Dietze die Alkoholkrankheit und ihre Erscheinungsformen am Arbeitsplatz.

Im zweiten Teil stellt er zwei Arten von betrieblichen Hilfsprogrammen vor: Das Suchtpräventionsprogramm und eine Kombination aus Gesundheitsförderungs- und Mitarbeiter-Beratungsprogramm. Immer wieder lockert der Autor die sachliche Beschreibung mit Beispielen aus der Suchtarbeit in den USA oder aus der eigenen Unternehmensberaterpraxis auf.

Der letzte Teil des Buches stellt eine Anleitung für Vorgesetzte dar, die ohne Unterstützung eines betrieblichen Projektes Mitarbeiter mit ihren Alkoholproblemen konfrontieren wollen. Sie erfahren, wie sie Alkoholmissbrauch erkennen, wie sie im Einzelfall helfen können und wie ein Mitarbeiter nach der Therapie wieder in den Betrieb integriert wird.«

Joachim Körkel (Hg.), *Rückfall muss keine Katastrophe sein – Ein Leitfaden für Abhängige und Angehörige,* Blaukreuzverlag 1992.

Ein praxisorientiertes Buch mit klaren Vorschlägen für beide Seiten, wie dem Rückfall vorzubeugen ist. Fragen nach Belastungsfaktoren und notwendigen Veränderungen von Lebensgewohnheiten werden ebenso beantwortet wie die Frage, was nach dem Rückfall konkret zu tun ist. Anschauliche Fallbeispiele zeigen die Chancen auf, die sich durch einen Rückfall ergeben. Angehörige bekommen klare Leitlinien, wie sie ihr Co-Verhalten erkennen und verändern können. Schließlich geht das Buch auf die Wirksamkeit sog. Interventionsnetzwerke ein und beschreibt detailliert die Arbeit der Selbsthilfegruppen.

Ursula Lambrou, *Familienkrankheit Alkoholismus – Im Sog der Abhängigkeit,* Rowohlt-Verlag 1990.

Auf der Basis eigenen Erlebens geht die Autorin auf die Realität erwachsen gewordener Kinder von Alkoholikern ein. Sie beschreibt die Grundmuster, in denen Kinder empfinden und handeln, die mit einem oder zwei abhängigen Eltern großgeworden sind. Dabei zeigt sie eindrucksvoll die Verbindungen auf, die sich – bewusst und unbewusst – bis in die Partnerwahl und der Art, grundsätzlich an die Welt heranzugehen, ergeben.

Im zweiten Teil kommt sie auf die verschiedenen Möglichkeiten zu sprechen, wie Betroffene aus dem Sumpf herausfinden und Schritte zur Selbstbefreiung – allein oder in Gruppen – gehen.

Joachim Seiler, *Blaupause: Ein Entzugsspektakel*, Beck 1991.

Der packend geschriebene Roman des mittlerweile 70jährigen Autors führt in die Innen- und Außenwelt des Trinkers Harry Brenken, der mit viel Aggressivität, Schnaps und Berliner Schnauze sein Leben meistern will und langsam unter die Räder kommt. Respektlos setzt er sich mit allen Facetten des Behandlungskarussels auseinander und findet schließlich nach vielen lakonisch beschriebenen Sackgassen seinen ganz eigenen Weg heraus aus dem Suff.

Irmgard Vogt, *Alkoholikerinnen*, Lambertus 1994.

Wie im Kapitel Frauentypische Trinkmuster (S. 39ff.) beschrieben, untersucht die Studie das abhängige Trinkverhalten von Frauen.

Annegret und Wolfgang Weikert, *Wenn Männer zuviel trinken*, Goldmann Verlag 1993.

Das Autorenehepaar schildert aus professioneller und betroffener Sicht zum einen den typischen Verlauf der Suchtentwicklung von Männern und stellt in einem zweiten Schritt das »Normal«-Verhalten von co-abhängigen Frauen dagegen. In einem abschließenden »8-Schritte-Programm«, angelehnt an Grundlagen der Anonymen Alkoholiker, vermitteln sie den Ehefrauen und Partnerinnen von Trinkern neue Handlungs- und (Los-) Lösungsmöglichkeiten.

Horst Zocker, *Betrifft: Anonyme Alkoholiker*, Beck Verlag 1991.

Hinter dem Pseudonym Horst Zocker verbirgt sich ein bekannter Journalist. Er schildert seine Odyssee durch die Arzt- und Psychiaterpraxen Hamburgs und wie sich ein Intellektueller auf hohem Niveau selbst betrügen und belügen kann, um nicht mit dem Trinken aufhören zu müssen.

Erst als Zocker die Anonymen Alkoholiker kennen lernt, beginnt er zu erfahren, dass sich Alkoholismus nicht ausschließlich mit dem Kopf bewältigen lässt. Zockers Beschreibung der AA ist geprägt von dem Respekt und der Dankbarkeit eines Menschen, der entdeckt hat, dass die einfache und praktische Solidarität der Betroffenen wichtiger ist als alle noch so schlüssigen Theorien.

Reihe »campus concret«

Donna Boundy

Wenn Geld zur Droge wird

Krisen zwischen Soll und Haben

1997. 261 Seiten

ISBN 3-593-35682-1

Der richtige Umgang mit Geld will gelernt sein. Daß ein Großteil der Menschen nicht in der Lage ist, sinnvoll mit Geld umzugehen, zeigt Donna Boundy eindrucksvoll mit diesem Buch. Sie beschreibt sechs Typen problematischen Verhaltens im Umgang mit Geld und, wie man von quälenden Sorgen zu wahrem Reichtum gelangen kann.

Lucinda Bassett

Angstfrei leben

Das erfolgreiche Selbsthilfeprogramm gegen Streß und Panik

1997. 259 Seiten

ISBN 3-593-35681-3

Um einen Weg aus der Angst aufzuzeigen, wählt Lucinda Bassett einen völlig neuen Zugang. Sie zeigt den Betroffenen, wie sie durch veränderte Einstellungen und Denkweisen ihre Angst, Panik und Furcht in neue Kraft und Lebensfreude und innere Ausgeglichenheit umwandeln können.

Campus Verlag · Frankfurt/New York

Gucken Sie mal
über den
Tellerrand.
Zwei Wochen kostenlos.
Tel. 0130/86 66 86.
Frankfurter Rundschau
Unabhängige Tageszeitung